AF282398

GERO

oder

Der leichte Sommer

Eine Erzählung der Fantasie

Bibliografische Information der Deutschen Nationalbibliothek

Die Deutsche Nationalbibliothek verzeichnet diese Publikation in der Deutschen National-bibliografie; detaillierte bibliografische Daten sind im Internet über http://dnb.d-nb.de abrufbar.

© 2011 Angelika Seitz

Titelbild: Angelika Seitz

Layout: DTP-Studio Kamm GmbH

Herstellung und Verlag:
Books on Demand GmbH, Norderstedt

ISBN 978-3-8448-5823-5

Den Möglichkeiten die

uns wählten

e i n e

Ihre Lippen: satt aufgeworfen, halb geöffnet, als wolle sie etwas sagen.

Bleibt einer stehen angesichts dieser unformulierten Frage, wird sie abwehren, abnächeln: Nein! So war es nicht gemeint! Nur das allgemeine Staunen! Wissen Sie? Verstehen Sie? Natürlich! Er versteht nichts.

Diese Person! Dieser Mund! Wem hält er sich geöffnet? Wer hat die Lippen so geteilt?

Entwurf einer Liebe

Juli, der sich Hitze gießt aufs Pflaster. Zauberlehr-
ling, Hexenkoch... Sommer, einer: frisch gebräunt,
Träume spießt, heiß zu brutzeln seinem Herd. Hat
Mai Botania sich erweckt, spielt Juli mit dem sanf-
ten Gras. Geschickt... ein wilder Matador.
Auf, auf, Du grüner Stier der Sehnsucht! Heb' ab,
Prärie! Nur zu dem feuerroten Tuch! Olé!

Mach mit, Du Sonne, blanke Scheibe! Und, Bühne
frei der stärksten Rolle! Den Vorhang auf! Mix
Faust und Zauberlehrling Dir ganz frei nach Goe-
then:

> *Mich plagt nicht Skrupel, plagt nicht Zweifel,
> fürcht weder Hölle noch und Teufel! Daß zum
> Zwecke Sonne fließe und mit weichem vollem
> Schwalle zu dem Bade sich ergieße!

*Ah! Schönen guten Nachmittag, Fräulein Vera!
Küß die Rotlackierten auch, die so vorwitzig ... So
ists recht! Die blanken, schmalen... barfuß auf
dem Teer... Wärme: schwere Flagge... Häuser:
dampfend, schwitzend. Monogramm der Hitze. Auf
Dein Wohl, Du kurvenreiche Straße! Gesinnungen
werden zu eng und was darüber... Bloße Oberkör-
per freigelegt. Wer ist Soldat unterm Hemd?*

Zartes Mädchen: Ich! Wer noch? Nichts als Haut unterm Kleid ... Oder wohl eher Frau, nacktes Ereignis von Stoff gestreichelt, Sandaletten abgestreift, vergraben dort im Staub der Straße, nebenan... beschwingt-erfahrungsweich mein Gang.

Sieh da! Ein Schaufenster hält mich auf: ein Buchladen. Was birgt die glatte stolze Scheibe? Des Lächelns wird nicht müde die Lockung einer Stadt. Neue Titel sinds, sorgfältig aneinandergereiht. Scheint pedantisch veranlagt zu sein, der Inhaber... Schildchen: blendend, rein, blendend-rein und weiß, imstande also, mit jeder gängigen Waschmittelwerbung zu konkurrieren. Eine Überschrift: schwarze Pfähle wie ein Zaun: viel zu drängend, viel zu steil verriegelt: V o r l a n d .

Welchen Grund umgibt die Hecke? Dasein gar, oder was wohl dürfte hier gemeint sein? Dasein, Vorland des Todes ... jenes, eines äußerst glaubwürdigen, weil unabwendbaren, wie sich mittlerweile überall herumgesprochen. Weiter: Tod, Vorland wovon?

Während ich hier ... Vera Sell, übrigens ... einunddreißig, 1,68 m Größe, Taille 58, 48 Kilo schwer, Schuhnummer 37, geboren am 11. 4.1955 zu M., einer simplen deutschen Kleingroßstadt, Mutter: gebürtige Polin, von ihr vererbt die hohen Wangenknochen... Vater: deutsch, große Augen seiner-

seits ... Noch schmink' ich sie, verrät mich auch ihr Blick ... Mutter, übrigens, eine zu Breslau ... Breslau, man erinnere sich! Seit 1945 polnisch verwaltet, im 2. Weltkrieg zu Teilen zerbombt, einige Bauten des Mittelalters, des Barock fast völlig zerstört ...

Während ich hier also meine Beine auf das Pflaster drücke bei dieser Hitze, die sich der Tag mal wieder herausnimmt... Tage können aufdringlich sein... nagt, wer weiß, welcher Krebs an mir. Durchaus nicht! Wer entgegnet das? Frisches, fast noch jugendliches Mädchen, kaum verbrauchter Charme. Man altert schlecht mit soviel Sport! Zugegeben! Trotzdem... der Tod hat seine Eile! Das Gespenst sitzt schon im Nacken. Wandelnde Chimäre... Findest Du nicht auch, Gero? Gedanken, Plagen macht man sich zu Recht!?

Abgekaut und abgenagt wie ein alter Knochen!? Ich bitte Dich! Dieser armselige Abschied, der sich der unsere nennt... Sind wir nicht geradezu gezwungen, ihn uns täglich neu zu beweisen, sind wir's ihm nicht beinahe schuldig? Es gibt eine Pflicht, die man Höflichkeit nennt. Hier tritt sie in Erscheinung.

Aber Vera! Deine Stimme klingt wieder so besänftigend. Immer klingt sie so beschwichtigend, so einlullend-sanft! Was säuselst Du mir Ruhe zu?!

Aber Vera! Sieh Dir die Eile an, mit der sich Deine Beine über die Straße fortbewegen, Kniekehlen sichtbar machend während des Gehens, so beschwingt gibt sich Dein Rock. Geht so eine Kranke, zum Tode Verurteilte? Deine Haut ist noch seidig, Du weißt, das Knistern, daß ich so liebe... ihr Haar besitzt den unnachahmlichen Glanz.

Ich sah das Licht, Gero! Eine nicht allzu schwere Operation, bei der man immerhin eine Vollnarkose für nötig hielt. Es zeigte sich so, wie man es für gewöhnlich zu lesen kriegt: Deutliche Helligkeit am Ende eines langen schlauchartigen Tunnels wie eine Offenbarung für etwas Neues, Wundersames.

Bemerkenswert! Er runzelt die Brauen: Wie leicht man bei sich selbst Verwirrung stiftet!

Vielleicht hast du recht, Liebster! Du hast ja so recht! Jagen wir nicht länger diesen düsteren Gespenstern nach! Bemühen wir uns, unsere Sprachlosigkeit, die eine heillose ist, zugegeben, wenigstens nicht so eindeutig sichtbar, ähnlich der eines Warnschildes, vor uns herzutragen. Locker laß uns bleiben in Gang und Hüfte, dieselben wiegend, als seien sie nie in Verlegenheit gekommen, ihre Möglichkeiten nicht für sinnlos und ausgeschöpft betrachtend. Schwungvoll zu uns selbst, uns zum Körperlichen bekennend, Seele zumindest zeitwei-

se aus dem Spiel der Wirklichkeit vertreibend, lebt es sich weniger gefährlich, Abgründe erscheinen gemildert.

Los denn! Auf ein Neues! Steilhängen entgegen! Egal doch, ob nach oben oder unten gerichtet! Die Derben angezogen, die Festen, mit der dicken Sohle, die Blasenbildung zu verhindern an den Füßen, so sicher aufzutreten wie möglich, so unzart es geht. Und... machen wir es uns zur Auflage, Steine liegenzulassen, nicht andauernd auf ihnen herumzuzählen, lieber mit Sonne zu mischen zu einem felsigen Brei... Das macht sie genießbarer, weniger hart. Versuchen wir, kaum etwas zu bewegen als uns selbst, die eigene Gestalt. Am Bedauernswertesten die, die ihr Leben lang nicht von ein- und derselben trügerischen Hoffnung loskommen. Schnecken sind sie, eingewachsen in ihrem Haus.

Mag sein, die Halsschlagader hämmert schon zu laut im Ohr, mit schwärmerischem Sausen zu erfüllen, was zu erfüllen übrig. Kehle... zu deutlich sichtbar hinter weißen Zahnreihen. Mit jedem Atemzug: dunkler Schlund. Zehen... die sich verformt, Hautporen... die sich verstopft im Lauf der Zeit. Man gibt uns Kämpfe auf! Weswegen? Eine Art Erbschuld, vermutlich! S e i n drückt Stempel. Auf Adam und Eva's Sünde folgte die Vertreibung aus dem Paradies. Schlangen sind wir! Diese

Linien um den Mund! Falschheit, Verachtung! Sie,
die sich, wer weiß wie schnell vertiefen! Eine neue
Ratlosigkeit, die der anderen folgt.

Wie dem auch sei, Gero! Du Peter Pan der Lüste!
Du Antaeus-Macho mit dem Geruch nach Zino
Davidoff! Du Sohn des Meeresgott Poseidon! Laß
mich Dich umarmen, mein größter Lebendigkeits-
beweis! Wie spannend, in einen Abgrund zu ver-
sinken, von dessen Tiefe man nicht weiß. Mein
Auge: braun. Das sagt einiges! Blauäugig wäre
ich wohl eher geneigt, in den Tag hineinzuleben,
verbände ich mich wahrscheinlicher mit den
Strecken, die himmelwärts ... So aber, den Krusten
der Erde verwandt, verlangt es mich ständig zu
wühlen in den Tiefen eines imaginären Abgrunds.

Laß uns der Lüge Leben den Vorrang geben! Und
das: bewußt! Beginnen wir mit der Liebe: Lektion
Nr. 1... Ein großer Blonder lacht mir zu... daneben
ein samthäutiger Afrikaner, mir seine Blicke ins
Herz schneidend... kleine unstillbare Messer.

Warum nicht? Warum nicht Du? Ihr? Alle? Was
hindert uns, olé? Mit Gefühlen umgehen wie mit
Geld: es ist dazu da, verteilt zu werden. Das ent-
spricht ohnehin eher meinem etwas großzügigen
Naturell. Werfen wir doch die steifen nadelge-
streiften Konventionen über Bord! Die krawatten-

*betuchten, Elsa! Es soll uns, Gero... ein Vergnügen
sein!*

*Du Schuft bist zu sehr damit einverstanden, nickst
dazu und w i e Du nickst!*

Momentan: Lust auf einen Café, ein paar starke
Zigaretten... die Erfahrung vielleicht einer uner-
warteten Begegnung. Erinnerungsfetzen schieben
sich mir zu, Gesprächszeremonien mit abgenutz-
ten zerlebten Parkbänken... frühere Freunde, die
mit mir parlierten, langhaarige namenlose Gauloi-
se-Typen in windschiefen ärmlichen Parkas, ernst-
hafte APO-Anhänger, wie sie vorgaben, fröstelnd
beinahe unter der Last ihrer Ideen, verkappte Ka-
pitalisten nur, Scheinrevoluzzer, wie sich später
zeigte, die ihr einstiges Ziel heute unter riesigen
Bankierssonnenbrillen und bequemen Leinenan-
zügen von Versace verstecken.

Sommer erwachen, sich auseinander faltend wie
eine Ziehharmonika... Tasten, gefüllt mit Musik...
frivole rhythmische Töne. Sommer, die ein kleines
Mädchen verloren... Luftballons jetzt, fad im
Rinnstein welkend, aufgeblasen die Hülle noch,

zerknittert bereits, angesengt, einem runzeligen Vollmond ähnlich. Heißes gebleichtes Pflaster, trommelnde Füße, Leierkastenspieler und Fakire, deren laute Klänge es nicht zu zertrümmern vermögen, Immer noch oder schon wieder: mutige Geiger auf breiteren Straßenflecken... Was wurde nicht alles schon bespielt: das Leben, all das und nebenbei ein paar bunte Geheimnisse um die eine, die Liebe? Da tauschen erotische Bärte mit behaarten Brüsten Blicke aus, daß Du hineintauchen willst zu ihnen wie zu einer großen Schläfrigkeit, glitzern Ohrgehänge an Studentenbuden, aufgereiht und aufgetragen wie üppiges Lametta.

Die Arme heben sich mir, wollen zu tanzen anfangen, zwei sonngebräunte Zeugen, aber, weil ich mich auf einer nicht gerade unbelebten Straße befinde, lege ich die Saiten meines Instruments wieder zusammen, wie beabsichtigt dieses heiße, Geist wie Magen erwärmende Getränk einzunehmen.

Greise Caféteria...: kleine runde artige Tische, marmorbedeckt, intime Wünsche zulassend über glatte Flächen hinweg, erdachte Berührungen. Steinfußbodenmosaik. Auf einem Schwebebalken über der Theke: Getränke, die keiner zum Ausschank bringt: Wodka, Wermut und Absinth... Staub sammelnd den Flaschenhälsen.

Der Inhaber gibt mir wollüstige Blicke vor, nimmt mich mit seinen Augen gefangen, denen gleichend ausgewachsener Großkatzen. Dschungeljagd, raubtierhaft, beginnt: scharf im Biß, gelb wie die Haut des Mannes, gelb, bis auf schwarze sich hastig vergrößernde Pupillen. Zuviel von dieser Farbe auf einmal, sogar die Wände des Raumes leben von einer solchen Tönung. Erst als Besuch kommt, läßt die gebogene Nase von mir ab, ohne jedoch, daß das Intermezzo damit ausgestanden wäre. Akrobatische Meisterleistungen bahnen sich an, Schrägbeobachtungen in Redepausen listiger Augenwinkel, Andeutungen wohlgeformter Küsse auf hierfür eigens angefeuchteten Lippen.

Der Rauch meiner Zigarette flüchtet gelangweilt zur Decke, schlägt dort kleine Kapriolen, erneut zurückzukehren, schließlich erfolgreich davonzuschweben, ein listiger Entführer.

Hastiger Trunk aus einem Blick, eine Wenigkeit zu tief, zwei Alkoholsüchtige, denen man nach längerer Zeit der Trockenheit einen harten Einfall serviert... Getränkeprobe mit Gewöhnungseffekt... Steppenwanderer, du und ich... Anfahrt aus der Endloswüste. Zartbitterschokolade plus Wodka plus Eis, theatralische Mischung, Weichsein und Kantigkeit, niedergeschmettert ungetroffen zugleich, behutsam und hart, dein Gesicht, mein Gesicht. Sichtbarmachung von Weichfeldzonen in der Magengrube, Amor an alle Atemflüge: Danke für die Sendung! Alte Samtbeinigkeit wiederentdeckt, stumme Taubheit aus Kindertagen... das kleine Quentchen Wärme... das Fingerspitzen wohlerhält.

Umfeld: eine der bisher größten Kunstausstellungen im kürzlich neu verpachteten Atelier de Prince. Der Lauf des Abends hatte mich vorgestellt, mir ein paar ungewöhnliche Namen zukommenlassen und dieses e i n e Gesicht.

Gelungener Anfang! schien man sich ringsumher zuzulächeln. Den Initiatoren war es geglückt, breitgefächerte Darstellung von Gemälden und textlichen Aufrissen über Ursprung und Schaffen der Neuen Wilden effektvoll zu vereinen. Anlaß: einige Mitglieder dieser Gruppe waren unlängst mit nicht zu verachtenden Preisen bedacht worden. Verschiedene Kritiker hatten dies übelgenommen: Als gälte die sonstige Malkunst nichts mehr, überhäufe man in jüngster Zeit vorzugsweise die lauthalsigen Expressionisten, deren Anliegen in erster Linie darin zu bestehen scheint, ein gerüttelt Maß an Eigenexzentrik auf meterhohen Plakaten zum Ausdruck zu bringen. Der depressiven Schreie mehr und zusätzliche Angst, die man streue, von der wir ohnehin genug belastet wären. Man solle wieder positiver werden.

Fand ich nicht. Galant zu sein, vielleicht noch mit Humor auf Mißstände hinzuweisen, erwies sich in der Vergangenheit zu oft als falscher Weg. Bietet Farbe auch vortrefflich ein Übertünchen an, das Gegenteil ist überfällig: Verabreicht uns die starken, die auffälligen Striche, das Laute, knallt es uns an die Wand! Uns, die wir auf alles mit der Nase gestoßen werden müssen... zu begreifen. Öffnet euer buntes Leben, laßt uns e i n, uns stumm zu machen, fragend, wenn es euch notwendig erscheint... oder ein wenig wissender.

Augenblicklich jetzt bin ich mit zwei Männern bewaffnet, von denen einer vorgibt, mit mir befreundet zu sein, der andere ist nicht fremd.

Trau Dich doch! Hinein da!

Zirkuskunststück, Hochseilakt, ich habe keine Übung darin. B i l d bereit, mich aufzufangen: großes schwarzes Loch, düster gähnend, aufgespritztes auf einer rechteckigen Leinwand. Obskurer Fall. Gleitflug nach erstem vagen Erkennen... Ehe es mich vollends in die Tiefe zieht, werde ich von Gero prustend an Land befördert, Retter und Ring gleichzeitig:

»Das habe ich gemalt!«

»Betrachte mich als eine Verehrerin!« höre ich mich murmeln, schon befürchtend, meinem Mund könnten noch weitere Banalitäten entschlüpfen. Welcher Verliebte hat sich jemals gescheit benommen?

»Du wärst ja beinahe ertrunken!« des angeblichen Freundes angeblich vorwurfslose Stimme.

»Laß sie! Sie ist intensiv!« das ist Gero.

Ich werde einer neuen Wand gereicht, unterstützt von einem Glas Rotwein, das mir irgendwer in die Hand gedrückt. Gefühl von etwas Leichtem, Unwirklichem, Mantel aus Flaum... Staunen bedeckt mich.

So sollten wir sein! sagt Gero: eine einzige Wahrnehmung! Mein Bewußtsein krümmt sich. Er hat mich erraten. Dann fällt alles über mir zusammen. Bilder und Farben legen sich wie warme bunte Tücher auf mich, tauchen mich ein in neue Sphären...: Zauberdecken, aufgeschichtet, Trockenstoff. Kein Zappeln! Ich will ganz ruhig sein! Er hat blaue Augen mit einer Nuance Grün... Türkis-blau... Wie anmaßend! Sein Haar eine Spur zu lang... das Lächeln zu zahlreich in seinen Grüb-chen... Das fehlte noch! ein lasterhaftes Lebens-kind: Hier und dort, an jedem Ort, eins zwei, drei, bin so frei! Und doch: sein Schalk wirkt ausgegli-chen, der Nacken kräftig.

Er unterbricht meine Überlegungen: »Du siehst aus, als hättest Du Lust, die Bilder zu verschluk-ken!«

»Das wäre aber eine kantige Mahlzeit!«

Ich zaubere ein liebenswertes Gesicht: »Mache ich so einen gefräßigen Eindruck?«

»Ja! Farbschlucker mit ungeheurem Appetit.«

»Außer Feuer habe ich noch nichts gewagt!« kon-tere ich in seine Meergrünen hinein.

»Bin auch verfressen!« enthüllt er: »Verspeise gern zum Nachtisch junge Mädchen auf Schokola-denpudding!«

»Hab' ich's mir doch gedacht!«

»Woran hast Du es erkannt?«

»An Deinem Geruch!«

»Tatsächlich habe ich mich heute abend an einem süßlichen Rasierwasser vergriffen... Zedernholz oder etwas ähnlich Exotisches... langanhaltender Duft, übrigens! Ein Traum erzählte mir von der Begegnung mit einer Frau, deren Augen alt wie die Welt. Herauszufinden, wie lange das Universum existiert, dazu brächte ich Dich dringend!«

»Alles wissenschaftlich belegt.«

»Ja! aber die ihm zugrundeliegende Transzendenz, sein verborgener Okkultismus, nie gemessen...«

Gero, ich fürchte, ich lächle zu aufdringlich! Ich habe Angst vor meiner allzu sichtbaren Bereit-schaft!

Aber nein, Vera! Schwemm doch die Schranken weg, eh sie Dich überfluten!

Was soll ich so nackt vor Dir noch bezweifeln, Liebster? Welch eine Unterwerfung, die keine ist. Möglichkeit, von Schenkeln ergriffen, seufzend aufgefangen, auszutauschen der Beständigkeit von Lust... Das auf der Haut, das Glück, das porige, samtene, wiedererweckt. Brennendes, kaum Faß-bares, endlich Bezwungenes, jeglicher Eroberung verlustig... vorliegenden Einverständnisses wegen.

Keine Tücke... lange aufzusuchen, Wahrheit...
nicht nötig, zu hintertreiben. Zwei Körper unge-
niert bereit, sich ineinander zu verbohren, jede
Hautfalte streifend, gierig und sanft.

Was kann schon geschehen? Dir, mir, diese weiche
weite Lüge lang? Süßer Genuß unserer Armbeu-
gen! Wann werden wir ihn uns schuldig bleiben,
wird unser Mund aufhören an ihrem Nektar zu
saugen? Werden wir es zulassen?

Vera: »Ich möchte einen unkonventionellen Roman schreiben!«

»Versuch' es mit einem Liebesroman! Die Liebe hält sich an keine Übereinkunft, geht immer die ihr eigenen verschlungenen Wege.«

»Darf ich dich mit einbringen?«

»Du weißt, ich verbiete nichts, außer, daß Du mich zu sehr magst!«

»Das könntest Du nicht ertragen, von jemandem in Besitz genommen zu werden!«

»Ich bin kein Schoßhündchen!«

Sternreflexe, Leuchtzacken, Licht wie gewundenes Stroh... Sonne faltet ihre Strahlen, sie gebündelt durch die Rolläden zu werfen, immer wieder von neuem, bei Ausführung ihres Vorhabens jedesmal von einer hartnäckigen Wolke behindert. Wärme versucht sich durchzusetzen mit der ihr angeborenen Konsequenz. Ohne s i e nichts möglich, wir würden Spinnweben ansetzen... Vogelscheuchen... nahtlos ausgesetzt der Tyrannei von Frösten. Seltsamerweise, sobald sie sich uns schenkt, erklären wir sie zu unserer eigenen Kraft. Faszinierend... die hellen Tagstreifen... die sich an der Wand zu langen feingliedrigen Händen zusammenfinden. Poetenfinger, Dichterkronen, Tasten eines Musikus... Elsa, Gero, bereit, in ihren Zwischenräumen unterzutauchen, sich aufzulösen: durchscheinende heterogene geisterhafte Gestalten. Feuer umarmt sie... hält sie mit seinem Schauspiel gefangen.

»Du bist schlecht!« Mahnung, Wertung an mich... Elsa's vorwurfsvolle Stimme. Gero ließ es nicht zu:

»Darüber zu urteilen, hast Du nicht das Recht!«

»Weil Du Dich auf Ihrer Seite befindest! Auch D u bist nicht gut! Zügellos entnimmst Du dem Leben, was es bietet!«

»Ich heuchle kein Gefühl und bitte nicht, zu b l e i - b e n! Das wußtest Du von Anfang an!«

»Wie wir uns wirklich ausnehmen, was unsere Taten zu bedeuten haben, wird die Zukunft zeigen! Ich wende mich an Elsa mit einem nachsichtig-mütterlichen Ton: Versuche nicht, zu richten! Gleichgültig, was geschah oder geschieht, tragen wir nicht alle zu einem bestimmten Teil Schuld? Außerdem ist bekannt, daß vieles ohne unser Zutun verläuft, von persönlichem Wollen unab-hängig, ohne einen Beschluß von uns abzuwarten. Nicht greifbare M a c h t, die befiehlt.«

»Du redest wie eine Marionette! Selbstverständ-lich haben wir unsere Wege in der Hand! Schick-salsfäden, daran glaub ich nicht!« Elsa's heftiger Einwand.

»Wie lächerlich, wären wir nicht fähig, selbst zu entscheiden!«

»Wir haben ja gewählt!« weiß Gero, ein in die Enge getriebener Verführer, ganz graubärtige Ver-nunft: »D a m a l s! A l l e d r e i! E i n j e d e r f ü r s i c h!«

Elsa, meine Freundin, lieb' in nicht zu sehr! Lesbierin bin ich nicht, doch flech't ich Dir 'nen Zopf und nehm' Dich an der Hüfte! Ich bin so frei! Fällt Dir nicht auf, wie Du seinem Blick entgegenkommst, seine notdürftige Entschuldigung nicht wahrhaben wollend, wenn der seine Dich wieder mal verfehlt? Sei klug! Seine Türkisblauen schwemmen die Träume der Frauen fort ohne sie zu festigen, an Land zu binden... Inseln ohne Pfähle... Flut... ohne Boden zurückzugewinnen... Nur wer darum weiß, wird sich damit abfinden, rechtzeitig anfangen, neue zu sammeln, in ihnen weiterzuleben. Sein Haus auf Sandbänken baut er, stacheliger See-Igel irgendwo im Meer. Zeitenjäger, Stundenscheich...

Du wirst doch nicht glauben, er könnte Dich vergessen? Ich fürchte, nicht einmal d a s würde geschehen! Wie kann einer löschen, was sich ja doch kaum in eines Gedächtnis geprägt? Er zieht sich nicht gern' aus Affären, lieber gemächlich schlendert er in sie hinein, ebenso gemütlich wieder herauszutrotten... Tollpatschiger großer Bär mit graziler Hüfte... Tanzbär, Springbär, schwingt sein Seil...: 'Ihr Schönen laßt mich gehn und küßt mir nicht zu theatralisch den letzten Tag!'

Übergangsloses Leid wirst Du bei ihm finden, nicht m e h r. Gero filtert keine Tränen. Als unzu-

---

verlässiger Tröster will er nur selbst beschwichtigt werden.

Er ist von meinem Fleisch und Blut. Siehst Du, wie sich die Adern dehnen unter seiner Haut? Wenn wir Stirnbänder tragen, und das tun wir oft, gleichen wir Geschwistern. Unsere hohen Backenknochen, der Gesichtsschnitt, haben etwas Indianisches. Weißt Du, daß er Schindluder treibt mit seinem Kreislauf, joggt, bis er zusammenbricht?

Wer würde ihm nicht verzeihen, wenn sein gestählter Arm befiehlt!

Halsschläge. Atempochen. Pulsgemüt... Die Kraft hineingetrieben in ein Dunkel, das zwei beständig macht vor ihrer Welt, sich selbst so einig. Wider besseren Wollens Bauchlandung auf dem Lieblingsfluß, dicht vor eine Wand, die ergriffen, vielleicht zu hastig, spontan ...

»Du bist wie eine Schere, die mir die schlechten von den guten Tagen trennt!«

»Wo bleibt die vielbesungene goldene Mitte?«

»Welcher Schnitt?« frägt er zurück, kaum zugehört, den ersten Satz vergessen.

Lodert Elsas Mähne ihm zwischen Worten? Besetzen ihn Bilder?

Er antwortet nicht.

Gleichgültig, Gero, ob Du mich liebst! Der Impuls bin ich selbst. Verleihte er meinen Gedanken auch nur die Macht der Einbildung... zumindest trägt er mich weit über meine Person, mich befähigend zu wer weiß was für Taten. Der Gefahr, mir selbst zu erliegen, einer der schlimmsten, die es gibt, entkomme ich dadurch. Leidenschaften... eine Möglichkeit der eigenen Gewärtigkeit zu entfliehen. Einer der Gründe, warum ich ihnen zugetan.

Das Hineinsteigen in ein ungelöstes Verhältnis, von mir aus auch der fade Nachgeschmack, wenn es verfehlt, man danebengezielt ... Die Depression G e f ü h l, auf Dauer die süßere! Verlangen, mir Tiefe beweisen wollend, seine Urgewalt aufdrängend, die der Betäubung oder auch die der Sinnlosigkeit ... Wenn schon Lebenshunger, dann bitte auf etwas Ordentliches ...

Außerdem... kaum etwas, was dieses Gesicht nicht schon erlitten, ihm noch den Atem nähme! Was kann geschehen? Höchstens, daß Du es regelmäßiger gestaltest, seinen Nacken neu belebst. Des-

sen Blicke wirklich nichts mehr zu verlieren haben, wie wir bereits feststellten. Sie sind alt, wissen folglich um die Lüge Leben. Hinein! Worauf wartest Du?

Oder diese Beine, die genug gesehen und entdeckt... herausgefunden haben, daß es nötig, Kniebeugen zu machen, damit die Knochen beweglich, der Gang elastisch... Schau nur, die mageren Hände...! Ist nicht ihr Anblick Beweis genug, daß alles, aber auch alles unter ihrer Philosophie zerrann...?

Mein Körper, Gero, der soviele Spiele mitgetragen, unzählige Träume in den Wind geblasen, kaum etwas unversucht gelassen... nicht einmal ärmer wäre er, würdest Du ihn einst zurückweisen, nicht um e i n e Erfahrung reicher.

Du mußt wissen, viele Nächte haben es an sich, zurückzustoßen, weil undurchsichtig und grausam.

»Als Kind konnte ich an keinem Treppengeländer vorbeikommen! Ich rutsche heute noch hinunter!«

»Wie sympathisch!« er lacht: »Man hat Dich noch nicht auf einen gehorsamen Erwachsenen zurecht-gestutzt. Erfrischend! Mit der Anpassung scheint es bei Dir noch zu hapern.«

Hitzesticheln auf die Haut. Gefühlsprickeln. Sonnensekt. Kleine Bläschen Glück. Tage, die aus Orten rinnen, Körpern...

In Bäumen Knistern, wo Wind ihnen in die Arme greift. Ungebändigt verlieren sich Blätter auf dem Boden...

Erstes Nachtatmen.

Erster Schattentanz.

Gelingt es dem Sommer, uns in seine Bücher zu pressen, getrocknete Blumen... in Form eines Bildes weiterzubestehen, eines unvergänglichen, ungerahmten, in seiner Wirkkraft keiner Dekoration bedürfend, Wandschmuck einer Illusion, Erinnerungsstücke von Fügungen...?

»Wenn ich tot sein will, Gero, möchte ich mit einem Blatt in den Himmel auffahren!«

»Was bist Du für ein Kind! Dein Leben verlieren zu wollen, solange Du h i e r bist, ganz nah bei mir? Im übrigen haben Blätter die unangenehme Eigenschaft nach jedem Flug erneut auf die Erde zurückzufallen.«

»Mit Deinen Worten: mein persönliches Los, der trockene Boden, oder gar was darunter?«

»Höllenbrut! Einer glühenden Zweisamkeit rechter Ort! Wenn es Dich tröstet, mich dort zu finden ..!«

»Du bist auch s o heiß genug!« flüstere ich nach ein paar wilden Küssen.

»Ich dachte schon, Du wolltest mir zu verstehen geben, ich solle ordentlicher für Feuer sorgen!«

»Nein danke! Das kleine Satansmännchen hat bereits genügend entfacht!«

»Hat es das wirklich? Das stimmt mich neugierig! Komm her, Du Unschuldsengel! Zeig' Deine Brandwunden, daß meine Zunge sie Dir kühle! Mach' schon! Ich will sie alle sehen!« (Beginnt, mich auszuziehen.)

»Oh! Du Sadist! Du denkst doch nicht, daß ich ernsthaft an Dir leide!«

»An mir verglühen sollst Du!«

Kaum, daß er so gesprochen, daß ihm die Arme herabfallen, abrupt das Streicheln ihrer Hände beendend. Gesicht, voll Schmerz, nachdenklich, Augen schmal, entzieht sich mir, sich abzuwenden... Eine Stimme in meine Betroffenheit hinein... formuliert leise:

»Nein, Vera! Nur angesengt werden, mehr nicht!« stockend kommt d a s... ernst.

Als ob ich nicht wüßte! denke ich seinem Rücken zu... der Stille... die zu r e d e n beginnt... mich hören läßt, wie er sich eine Zigarette anzündet. Schon gibt er sein Antlitz zurück, Unnahbarkeit abgestreift. Wie sagt es jetzt?

»Ich muß das Weite spüren können! Liebe, die mich nicht bedrückt! M a l e r bin ich! B i l d e r, die ich aushauchen will, beatmen, F a r-b e zum Leben erwecken. Betrachte ich meine Ergebnisse in einer Galerie, habe ich das Gefühl, sie erschlagen mich, würgen mich, bringen mich zu Tode. S i e sind die mich Beherrschenden, i c h S k l a v e, K n e c h t. Sie foltern mich, fesseln mich, zwingen mich zu Boden, züchtigen mich, vergelten es mir erbärmlich, daß ich sie ins Leben rufe.«

»Du bestrafst Dich selbst!« werfe ich ein: »Warum nimmst Du Dich so ernst?«

»Weil die Leinwände mich süchtig gemacht haben ähnlich einer Droge, meinen Atem gepachtet... Würde eine Frau mit mir ein Gleiches versuchen, fühlte ich mich abgeschleppt, zum Henker gebracht, innerlich enthauptet. Zum Teufel jagte ich sie.«

»Freiwillig unterwirfst Du Dich nur der Kunst!«

»Man tut es oder nicht. Dazwischen gibt es keine Möglichkeit! Sein Gesicht leuchtet fantastisch: Ein Masochist vielleicht, der die Süße ihrer Knute begriffe!

Nehmen wir die Kritiker, Vera!« fährt er fort: »Kaum, daß sich Dir Freude am Schaffen offenbart, Du sie an andere weitergeben möchtest, daß sie schon bereitstehen, wie Bienenschwärme über Intuitionen herzufallen, ihre Anliegen zu zerstechen, Aussagen zu morden. Nicht eher werden sie ruhen, bis die Verzweiflung in Dir ihrem Stachel zustimmen wird, ihre Ansicht bestätigend, daß der Tod bestimmter Träume ein notwendiger... Bei mir fiel es ihnen bisher schwer, die richtige Mischung Gift zu finden. Wenn auch nur Wurm wie jeder andere, so doch ein listiger, undankbarer, vorsichtshalber noch aus jedem Holzweg herausgekrochen, nachzusehen, was sich ereignet, außerhalb.

Was wird nicht alles konstruiert, zu unserer Vernichtung ausgesucht! Soviel Aufhebens wäre gar nicht nötig! Töten wir uns eh selbst! Aber, wie heimtückisch können Menschen sein! Wollen das Sterben noch verdoppeln!«

»Sieh Dir die Bäume auf beiden Seiten einer Straße an, Vera! Als habe man sie zu einem Heer Soldaten aufgereiht, gefädelt zu einer Kette falsch verstandenen Heldenmuts, bereit, in den Krieg zu ziehen. Wie wir wissen, werden sie umkommen in ihrem elenden Gemetzel, das das unsere ist.«

»Sie sind bereits besiegt!« stelle ich fest: »In ihren Kronen staut sich Fäulnis... Nadeln und Blätter umgibt ein friedhofartiger Geruch.«

»In diesem Satz liegt zuviel Poesie, Du kleine gescheiterte Gymnasiastin! So, wie Du Dich ausdrückst, läßt man sich Zustände zwar zu Ohren gehen, vergißt aber leicht, dagegen etwas zu tun.«

»Ein Grund, warum ich dazu übergegangen bin, Lebendigeres aufzubereiten. Doch... Gero... bedeutet das nicht, daß ich resigniert habe angesichts der Armut unserer Brüder, ihres Leids?«

»Was sie Dir sicher verzeihen! Den Versuch, sie zu befreien, ihnen zu helfen, hattest Du ja unternommen, Dich somit als Freund erwiesen. Brennende Bäume, angesengter Wald, Vera! Sie haben sich nur der allgemeinen Hemisphäre untergeordnet. Vergessen wir das ganze Theater um Lyrik und Prosa zu diesem Thema! Keinem Wort, keiner Zeile gelingt es, den Tod fortzuhalten.«

»Auch nicht einem Gemälde?«

Er schweigt.

*Wir steigen in denselben Fluß
und doch nicht in denselben
wir sind es und wir
sind es nicht

...

Heraklit

Elsa, die hellhäutig, nimmt sich auf Geros brauner Haut wie ein Tupfer Sahne aus. Tupfer Sahne auf gut geröstetem Kaffee... Während sie sich ihm hingibt, blickt sie schuldbewußt auf ihre schmalen Beine, als müsse sie dafür um Verzeihung bitten...
»Brenn' mir Deine Gedanken ein!« flüstert sie: S t e m p e l auf meine Seele!

Ich stelle sie mir vor unter seinen sehnigen Hüften und Armen... widerrufe aber das Bild, weil es nicht zu ihm passen will.

»Wie soll ich die Geschichte beenden?«

»Mit meinem Tod, Vera!«

»Dazu habe ich Dich zu lieb!«

»Verlier' den Glauben an mich!«

»Auch das ist mir nicht recht!«

»Du setzt Dich an eine Schreibmaschine! Besser... Du ließest Deine Gefühle auf eine Leinwand regnen!«

»Allenfalls würden sie tröpfeln!«

»Menge Dich in die Farbe, Vera! Spritze Dich auf eine weiße Fläche... konkav, waagerecht, horizontal, wie es Dir beliebt! Teile Deinen Körper mit einem Bild!«

»Das könnte Dir so passen! Mich auf billige Art für immer loszusein!«

»Komm zu mir! Ich schneide uns Salat! Den Griechischen mit den vielen Eiern und den großen schwarzen Oliven!« lockt er.

»Ich beiße nicht gern auf Kernen herum!«

»Aber m e i n e n hast Du doch auch in Kauf genommen! Täusche ich mich?«

»Das ist etwas anderes! Du warst eine besonders wohlschmeckende kostbare Olive. Außerdem fing ich bereits an, Dich zu vertilgen, noch ehe ich von Deinem harten Innenleben auch nur die Spur einer Ahnung...«

Gero's Ruheplatz und Arbeitsbereich: teilrenoviertes Altstadthaus, heruntergekommene Außenmauern, erstaunliche Innengestaltung. Ausgegrabenes freigelegtes Fachwerk... Zimmer: groß, geräumig, langgestreckter Korridor.

Bemalte, unfertige Bilder, Leinwandrollen, willkürlich, ursprünglich, neben- und aufeinandergestapelt... Künstlerische Hinterlassenschaften, die es notwendig machen, sie beiseitezuschieben, will man sich den Weg bahnen zu einem der angrenzenden Räume.

Dabei falsch, anzunehmen, Gero vegetierte in Staub... peinliche Sauberkeit, wohin man blickt. Chaotische Ordnung also, sympathisches Labyrinth. Schöpferisch unangetastete Großzügigkeit fällt einem dazu ein, ohne weibliche Sublimierung. Zweifellos: Hier herrscht ein Mann!

Sein bevorzugter Aufenthaltsraum: aquariumsähnliche Oase. Korbmöbel gibt es da, kleine zierliche Nierentische aus den Fünfzigern, ein paar rosa Plexiglasstühle, gerahmt von zimmerhohen Pflanzen. Keine Tapete, kein muffig-schwerer Schrank... Teppiche, Regale, eine Kommode locker eingestreut in den Lieblingstönen Beige und Weiß. Einzig energischer Kontrast: zwei breite schwarzgerahmte Bilder. Dazwischen salutieren immer wieder Behältnisse aller Art mit Malutensilien wie Pinseln, Paletten und gebündelte Tuben Farbe.

Ein dickbauchiger Ohrensessel, ein abgetragenes Grammophon, eine alte Fotolampe und zwei schmale eigensinnige schwarze Katzen, die wenigen nostalgischen Requisiten, die sich irgendwann den Inhaber gewählt, halten würdig und in angemessener Entfernung nach uns Ausschau, als beobachteten sie zwar ein sonderbares aber wenig interessantes Treiben.

Gero deutet auf eine Nische in der Wand: »Einen kleinen offenen Kamin stelle ich mir hier vor! D a! S o und s o!« Seine Hände beschreiben eine schwere rechteckige nach oben sich verjüngende Form: »Gußeisen!« setzt er hinzu: »So ein Feuer, Vera, das die Launen der Liebe unterstreicht, Ideen zählt, Intuitionen weckt durchglühter Nacht. So ein Knistern, geschaffen für Dich und mich - Im übrigen« - seine Blicke durchqueren den Raum: »Meine Wohnung muß großzügig sein, eine bestimmte Entfernung zu ihrer Ausstattung, die ich nötig habe. Lebte ich zu eng mit meiner Einrichtung zusammen, fühlte ich mich am Denken gehindert.«

Mit diesen Worten drückt er mich in einen Korbstuhl... breite Schale... steckt mir eine Zigarette zwischen die Zähne, geht, sich ein Glas Whiskey holen. M i r ist Kaffee lieber, ich höre ihn in der kleinen Küche nebenan hantieren. Inzwischen hat sich eine der zum Inventar gehörenden Katzen auf meinem Schoß niedergelassen, ihre bernsteinfarbenen Augen keine Minute von mir lösend, die andere hat sich anscheinend erfreulicheren Ablenkungen zugewandt.

»Sie mag Dich!« Mein Freund kommt zurück, deutet auf die Katze, mir zulächelnd, unsere unerwartete Verbundenheit bemerkend: »Selten, daß sie auf Anhieb Nähe sucht! Ein Zeichen, daß Du Tiere liebst!«

»Ich bin geradezu vernarrt in große und kleine Tiger!«

»Wußtest Du nicht, daß sie heimtückisch sind? Überfallen ohne Vorwarnung!«

»Mein Kaffee wird kalt!« höre ich mich murmeln.

Gero, das Wasser, dieses Meer Deiner Augen! Ich habe das Gefühl, in meine Fruchtblase zurückgekehrt zu sein. In Deinen Blicken liegt etwas Vorgeburtliches.

Dann laß mich Dich gebären, laß es mich tun, drängt sein Mund, flüstern seine Schenkel: Sei mein hilfloses Baby, das nach mir schreit!

... Später und oft: Stille Terrasse überm Dächergewirr. Kaminkehrerperspektive... Eine Handvoll Häuser, deren Ziegel wie Schuppen einer Nixe, verschiedene Rottöne, hell- und dunkelgestuft. Auf sauber geschrubbtem Viereck zwischen Hibiscusbäumchen und Oleander die Hängematte zum Schaukeln, zwei Stühle, ein glatter Tisch...

»Deine Hand, Vera! Zu zweit ruht sich's besser!«

Sonnenrollo, der Liebe zum Schutz, hochgezogen.

»Da! Schau!« Er zeigt hinunter: »Fischweib im Städtemeer, Melusine, Undine, wünsch' ich zu finden!«

»Wie altmodisch!« schelte ich.

»Das bin ich gern, kleine Sphinx, katzenäugig, rätselhaft...! Mein Zustand: Grün-Lila. Darin ähnele

ich den Frauen. Eine harmonische und eine hyste-
rische Seele, die ich besitze.«

»Jeder Künstler bildet sich das ein!«

Er schüttelt den Kopf: »So will ich mich nicht nennen!«

»Wie würdest Du Dich bezeichnen?«

»Das mag die Zeit entscheiden.«

Erneuter Einsatz der Meergrünen. Ich mache es
ihm leicht, sage ich mir zu. Aber, das soll mir nicht
in den Sinn. Wie will ich es nennen? Hat er mich
verrückt gemacht? Losgebunden, möchte ich meinen, was aber nur möglich mit meinem Einverständnis. Meine Vernunftzentrale schaltet er ab
ohne mein Zutun. Mich seinen Blicken zu überlassen, mehr verlangt er nicht von mir...

»Wie spät, Liebster...? Wieviel Zeit wird uns bleiben...?«

Statt einer Antwort die Frage: »Warum hat man
U h r e n erfunden, Vera? Hätte man uns diese Ein-
teilung erspart! Minutiöse Abläufe! Pendelgrab!
Hammerschlag! Jede Sekunde ein Stück näher der
e i n e n. Ich erinnere mich, daß mein Großvater
väterlicherseits einen riesigen Regulator besaß,

zumindest erschien mir jener so gewaltig als Kind. Eine freiwillig sich angebotene Ecke des Schlafzimmers, die er einnahm, von hier aus Regie führend, nichts neben sich duldend als die eigenen dumpfen Glockenschläge. Der untere Teil des Uhrenkastens beherbergte einen Totenkopf, schmal, elfenbeinfarben, der immer dann sich zeigte, wenn eine Stunde vorüber war. Sonderbares Schauspiel: schaurig und schön zugleich... Fratze, die mich in Träume verfolgte, mir die Schwermut der Zeit mit auf den Weg gebend.

Einer der Gründe, warum ich Uhren nachzustellen pflege. Ich will sie nicht unnötig quälen mit der Hast des Lebens. Ihre Anwesenheit, ihr gleichmäßiges Ticken genügt mir. Auf Zuverlässigkeit lege ich keinen Wert.

Hörst Du, Vera, wie hell sie seufzt?« Er hat meine Hand ergriffen, mich ins Wohnzimmer geführt, streichelt eine kleine Wanduhr, kreisrund, metallicglänzend, die wie ein Spiegel aussieht, eine Scheibe mit feinen schwarzen aufgemalten Strichen.

»Wie merkwürdig Du bist!« entfährt es mir.

»Das muß ich sein! Sonst könnte ich das Leben nicht ertragen.« Er macht eine Kopfbewegung nach links, zieht mich an ein Fenster, als käme ihm ein plötzlicher Einfall. Er deutet durch das Glas auf einen schräg gegenüberliegenden Balkon mit einer auffälligen schweren Blumenbank: viel zu winterliche Bepflanzung des Kastens... Zypressen, zwergartiger Wuchs, kaltes Grün, nichts, was die Anwesenheit des Sommers verriete. Gesichter des Winters, die sich einem dazu aufdrängen: gleichmäßiger Flockenfall, Schneelabyrinth...

»Hast Du von dem Mordfall gehört, Vera, der sich da drüben vor ein paar Jahren ereignet hat?«

Ich erinnere mich vage: »Ich glaube, ja. Die näheren Umstände sind mir allerdings nicht bekannt. Neu ist mir auch, daß sich das ganze nicht weit von hier abgespielt haben soll.«

»Kein Wunder!« fährt Gero fort: »Die hiesige Presse hat nicht gerade ausführlich berichtet. Die Angelegenheit bleibt dubios. Aus begreiflichen Gründen, wie ich einmal aus zuverlässiger Quelle erfuhr: Der die Akte Z. bearbeitende Kommissar war weitschichtig mit der Ermordeten verwandt, irgendein Großcousin vermutlich. Beide sollen einer angesehenen Familie entstammen, die sich Skandale nur ungern leistet. Anklage konnte ohnehin nicht mehr erhoben werden, der Mörder und Ehemann der Getöteten hat sich, wie man weiß, nach der Tat in den Mund geschossen. Im übrigen nichts Besonderes dieser Fall: klassisches Beispiel eines modernen Ehedramas: S i e betrügt i h n, bis er sich schließlich bitter an ihr rächt. Erstaunlich ist nur, daß er sie buchstäblich mit einer Salve von Kugeln niedergeschossen, sie förmlich gekreuzigt hat. Ein ganzes Magazin, Vera, was mag in einem solchen Menschen vorgehen? Wie mochte er empfinden, oder, anders gesagt, was der Auslöser hierfür sein? Die einzigen Zeugen schweigen dazu. Man hat sie beerdigt nebeneinander, wie es sich gehört. Was wird er jetzt mit ihr besprechen? Hat er ihr wenigstens jetzt verziehen? Haßt sie ihn? Ist sie ihm dankbar?«

»Es hieß, sie sei nymphoman gewesen?«

»Daran will ich nicht recht glauben!« Er wehrt ab: »Sicher war sie lebenshungrig, aber nicht von jener oberflächlichen Gier wie sie Übersättigte gelegentlich befällt. Etwas Wesentliches an ihrem Dasein sah sie unerfüllt, das glaube ich, traf zu. Man hat sich allerlei Unsinn erzählt nach ihrem Tode: auch, e r sei nur mit ihrer Larmoyance verheiratet gewesen, die besseren Seiten hätten ihre Liebhaber genossen.

Im übrigen eine Schönheit! Durchs Fenster, auf dem Balkon zeigte sie sich mir nackt. Ich wußte, daß ich ihr gefiel. Ich habe sie gemalt! Sie besaß einen bewundernswerten Busen, fabelhafte Beine... Und das Gesicht: eine neuzeitliche Mona-Lisa war sie sicher nicht, auch weit entfernt von

Schongauers Maria Magdalena. Eher: Die Tänzerin eines Severini, Verkörperung des Futurismus also, schon im Leben der Auflösung begriffen. Ihre Bühne, die Manege: Der Zirkus von Seurat. Auch wenn ich Madonnen bevorzuge: Diese Frau vereinte auf wunderbare Weise Stil und Eleganz... 'Komponistin der Gegensätzlichkeit' würde ich sie bezeichnen. So trug sie mit Vorliebe figurbetonte rassige Röcke in italienischer Länge zu großzügigen weiten romantischen Hüten, die ein wenig an die Bilder Toulouse- Lautrecs erinnerten. Eine Exzentrikerin der Mode, des Gefühls... Ich war hingerissen. Selbst meine Katzen gerieten ins Schwärmen, wenn sie unterm Fenster vorüberging. Sie bewegte sich wie eine Frau, die ständig einen Liebhaber erwartet: geschmeidig, locker in den Hüften. Ich habe nie vorher eine Frau so schreiten sehen, so beschwingt. Es hätte nicht viel gefehlt, und sie wäre auch in der Liebe zu meinem Modell avanciert. Irgendeine rechtschaffene Vorstellung, die mich schließlich davor bewahrte. Wenn auch Begleiter und Betrachter alles Schönen, habe ich doch wenig Lust mich mit gehörnten Ehemännern anzulegen, zumal auf diesem weiten Feld der ungefährlicheren Gelegenheiten genug vorhanden. Und sollte ich schon aus diesem Leben in ein anderes treten wollen, möchte ich zumindest imstande sein, mir die Tickets für diese Art von

Reise selbst zu lösen, vielleicht, auch den genaueren Aufenthaltsort zu bestimmen.«

Er findet ein undurchsichtiges Lächeln, setzt ernster hinzu: »Ich habe geweint nach ihrem Tod, das will etwas heißen, sehe noch den Sarg, in dem man sie wegtrug, forttrug auch von mir. Anschließend erklärte ich alle Bilder, für die sie mir Modell gestanden hat, für unverkäuflich. Die Träume auch.«

Ein Frösteln überzieht meinen Körper, tastet nach seiner Hand.

Er drückt sie...: »Angst...?«

Sonne in Hochform. Flammen, die sich in Baumkronen beißen, Stämmen aufdrängeln, dem Farnboden züngeln. Brueghels Kornernte draußen auf dem flachen Land.

In der Stadt, hinter der Brücke: schlafende Kulisse. Mauern, die den Geruch tragen länger dauernder Hitze, einer bröseligen... Farben eingebleicht, fast verwelkt schon... Fassaden ähnlich getrockneter Wäschestücke, steif dem Licht. Der Himmel weiß nur Blau, noch gibt der Fluß nicht seine Wirkkraft her, sucht Wärme sich entlegenste Stellen aus, stürmt, tollt, wagt. Breitet sich über Katzen, die sich faul am Boden winden. Bewirkt ein Blinzeln ihrer Pfoten. Faltet sich in Hauswände, ebnet Sträuchern, Gräsern grünen Weg. Fensterbänke ertastet sie sich, schlüpft in Räume, berieselt Wände, tupft Bilder, Staub ans Tageslicht zerrend. In Keller kriecht sie, Moder durchleuchtend, schimmelfein...

Sie wühlt sich in Frauenhaare, begibt sich auf Gesichter, ihnen die Nasen zu lecken, streichelt sich geschminkte Münder, öffnet Schultern... Beine werden belichtet, Muttermale aufgedeckt, Ausschnitte serviert. Hände malt sie lichtzart. Weiter brennt sie sich in Böden, fliegt über Dächer, sie mit Kupfer übergießend, schüttet warme Milch in Gassen, strähnt Häuser tigergrau...

Geht man die schmale Straße hinauf, die zur Stadtmitte führt, will einem ein Bettler in den Sinn. Ob er wie immer seinen Platz gegen die Hitze verteidigt, mit der Trockenheit kämpft? Mit umgestülptem Hut und diesen Händen... Erblickt man ihn dann, jenen Zylinder, der ein runder, abgeschabter, an einer Seite gedellt, worin die Münzen, die vereinzelt starren... kleine Wichte, die sich verirrt... Entdeckt man etwas weiter oben den mageren apathischen, von der Sonne gelähmten Hund des Greises, wird man in der Vermutung bestätigt, daß seine trockene Schnauze trotz allem so zufrieden, weil es aus der Nähe des gewählten Umstandes nun einmal kein Entkommen gibt.

Erfährt man weiter die große saugende Warze im Gesicht des Fremden und sonstige ungeahnte Ermahnungen, wird man von einer Art Spannung ergriffen, die dem Gefühl des einfachen Mitleidens schon wieder fern, so tief dessen Wurzel.

Das Haar, das weiße des alten Mannes... Die Sonne entzündet es sich zu Stroh, flammen läßt sie's, lodern... wie um noch einmal seine Lebendigkeit zu beweisen, bevor sie es mitnehmen wird zu den Schatten... wohin sie sich zurückziehen wird, eines Tages, nach ihren anstrengenden Ausflügen.

Wie sagt Gero: »Der Tod ist das einzig Nicht-Abstrakte, für mich die Inkarnation des Lebens.« Ein andermal spricht er: »Einen Idealzustand gibt es im Leben nicht, man muß es zu nehmen verstehen.«

Über Elsa:
»Python. Anakonda. Eine Schlange, die sich um meinen Körper windet, zudrückt. Außerdem hat sie eine gespaltene Zunge.«

»Tanz mit mir! Schaukeln in Türkisblau. Deine Iris: kleine Lichter... nimmt mich auf wie eine Schlucht...

Willst Du mich töten? Tu es gleich! Morde mich mit einem meerfarbenen Speerwurf!«

Wir haben etliche Gläser Rotwein konsumiert.

Die Bänder tanzen mir aus der Hand! muß ich gelacht haben, soll ich oft gesagt haben.

Du bist betrunken! will er geantwortet haben: Das macht aber nichts, nimmt Dir nichts.

Daraufhin hätte ich mich zurückgelehnt, sei eingeschlafen.

Chagalls Liebessträuße, die wir winden. Mythen zu den Gitarren einer Nacht. Floristen der Nähe. Belegter Sessel, der die Hand verrät. Indiziensammler zerknüllter T-Shirts, auf rundem Rücken fassungslos verstreut.

»Gero!« Ich rüttle an seinen Schultern; »Wach auf! Hörst Du nicht, es regnet?«

»Tatsächlich!« sagt er faul: »Was für ein Grund, mich zu wecken!« Er wirft einen müden Blick aus dem Fenster...

»Los! Komm schon, Du Faulpelz! Zieh Deine Gummistiefel an!«

Wir waten hinaus, stürmen durchs Naß, Regen tropft uns aufs Haar, sammelt sich zu kleinen Rinnsalen, über beschichtete Jacken zu laufen, Ärmel herabzustürzen, davonzueilen.

»Sieh nur, Liebster, wie er unsere Schultern beweint!«

»Er näßt uns ein, Vera, ist gut zu uns! Ein treuer Geselle! Wir werden ihn nachher abtrocknen, gemeinsam seine Spuren beseitigen. Laß uns zurückgehen, jetzt! Du verlierst sonst Dein Gesicht! Abgewaschen, fortgeschwemmt, und Veras schöner großer Mund liegt in einer Pfütze!«

»Ich tauge nicht für eine Wasserlache! Du hast Recht! Wir wollen schnell fortlaufen! Komm! Gib mir Deine Hand!«

»Schneller, Vera! Schneller! Ich will nicht, daß es zerfließt! Dein Gesicht! Ich liebe es so sehr!«

Gewickelt in ein Handtuch, Samtfrottee, wärmt mich sein Körper, reibt er seine Hände an meinem.

»Blumenmädchen bist Du, Hippie-Girl! El Greco's Immaculata in Jeans!« Und stolz fügt er hinzu: »Ich habe Dich wiedererweckt aus dem Fundus der Sechziger! Steck' eine Blume Dir ins Haar, wir trampen nach San Francisco! Herzen, die wir powern wollen, L i e b e an die Macht!«

Weiter: »Sitzendes Mädchen bist Du von Auguste Rodin!« Er verstummt.

»Da wär' ich lieber die Berthe Morisot!« scherze ich.

»Alles, was Du willst!«

»Laß uns einkaufen gehen, Vera! Heute dampft die Straße! Sonne, die sich breit machen will. Kein Wunder! Nach dem großen Wolkenfluß! Das Pflaster verübelt ihr das. Sieh nur! Graubeinig zeigt es sich, störrisch... Betonnierter Esel...

Weißt Du was, ich kaufe Dir ein Kleid!«

Es hat keinen Zweck, zu widersprechen, er klingt so bestimmt.

»Dann soll es ein blaugrünes sein, passend zur Farbe Deiner Augen!« finde ich.

Es will uns kein Türkises gehören, die Ladenstraße wird endlos... Gassen... so eng, daß sich die Dachrinnen der gegenüberliegenden Häuser zu berühren scheinen. Darunter tanzt der Weg.

»Probier noch das... und dieses...!« drängt er:

»Der Nachmittag macht soviel Spaß! Ich habe den Eindruck, einen Harem an Frauen bei mir zu haben. Du siehst jedesmal anders aus! Da! In dem weißen Leinenkleid erinnerst Du mich an eine besonders gute Fee... Zauberin! Märchengeist!«

»So werde ich das Fabelwesen für Dich sein und es nehmen! Lassen wir das Grüne fallen! Ich bin müde, Gero, und verschwitzt, und meine Füße schmerzen!«

»Gut! Das Weiße! Ein Kompromiß! Als Entschädigung denke ich an ein paar große blaue Kreolen und ein Eis in gleicher Farbe. Ist's recht, Madame? Geh'n Sie einstweilen einen Café trinken, ich durchkämme die Stadt nach einem blaugrünen Eis.«

»Du Held! Und, wenn du zurückkommst, ist es zerlaufen!«

Das ist Gero! Troubadour des Widersinns. Casanova edler Lüste. Nicht Rembrandt: verlegen schon beim Anblick einer Frau. Kein Flaubert der Malerei und doch häufig: abgeschieden und verfremdet.

Gero, der Gedanken wie ein kostbares Menue zusammenstellt, Träume erfindet, Bilder auf Leinwände trommelt, bis Farbe ihm aus Händen läuft, Formen entstehen: sprechend... tanzend... singend... Der außer einem großzügigen Intellekt einen Jahrmarkt voll verrückter Ideen bereithält, der nächtliche Gräser erntet lauschigen Badeseen... um drei Uhr früh Espresso trinkt, Ausflüge startet nach überallhin, nirgendwo anzukommen, doch befähigt zu sein zu landen auf der ganzen Welt, Sterne zu angeln, wo keine zu finden, weitmaschigen Netzen, deren Durchlässigkeit gewiß...

Selten ein Verpassen zwischen ihm und mir, Gleichzeitigkeit, die verwundert. Ohne ein Treffen vereinbart zu haben, die Gewißheit des Gefühls: Heute wird er kommen. Sich mit dem attraktivsten Pullover zu schmücken, der bei der Hand, dem naturfarbenen vielleicht, mit den großzügigen Ornamenten, den er so bewundert, oder dem kleinen Etwas einer Bluse, seidig-weich... am Ausschnitt:

hübsch verzierte filigrane Brosche...

Jene unübersehbaren Geschehnisse vertrauten Umgangs, die gemeinsamen Träume, eine beinah endgültige Verläßlichkeit von Ahnungen, die uns immer deutlicher aneinander fesselten. Manchmal, daß wir solche metaphysischen Schwingungen mit einer Intensität und Genauigkeit erlebten, daß sich Furcht hinzumischte, Furcht im Sinne eher leiser, heimlich erfahrener Betroffenheit hinter aufgehaltener noch hohler Hand nahender Zukunft.

Die Angst, ihn zu verlieren, meine ich damit nicht. Anders als Elsa genoß ich Bindungslosigkeit. Daß er anderen Frauen gefiel, nur z u natürlich...

»Wir finden uns eingesperrt. Arme rufen um Hilfe, artikulieren ihre Schreie durch ein besonders ausgeprägtes In-die-Luft-Werfen, ein verzweifeltes, der Verwirrung nahe.

Leben wir für die Kunst, Vera! Ausgeglichen, die sie uns hält, gut gelaunt und wach und frisch. Oder, wann hast Du mich je so gelöst gesehen, wie es der Fall ist, wenn ich ein Bild vollendet habe. Sterne laß uns beschildern! Sie sind es wert! Wir brauchen ein Ausdrucksmittel! Würde es sich nicht auf dem Weg des Schöpfens vollziehen lassen, geschähe es schweigend. Womit ich nicht gesagt haben will, daß nicht in der Sprachlosigkeit mehr Worte zu finden sind als man gemeinhin annimmt.

W a r t e z e i t , eines davon. Es steht für das Leben selbst. Für jedes Jahr, mit dem wir einen Teil davon zurücklegen. Phantasievolle Brücke, die wir benötigen, heile Konstruktion, diesen Endlosfluß zu überqueren, einigermaßen gesunden Gemüts.«

»Da bin ich Deiner Ansicht, Gero: Es lebt sich so schlecht mit dem Wissen um Jedermanns Tod. Gestalten, die kein Fleisch mehr bergen, Geripppe, die wandeln. Wird der Rock erst vom Wind bezwungen, ist er schon halb besiegt. Die Stoffe sind zu leicht. Das ist es. Ellenbogen, die zu vielsagend lächeln, zu scharf. Selbst lange Pullover pflegen mehr zu enthüllen als zu verdecken. In den wenigen Minuten am Tag, die ich dem Yoga widme, daß ich eine Verbindung erhalte, eine Art vermittelnder Versöhnlichkeit des Universums. Diese Liaison, eine höhere, ersetzt die menschliche, die immer unzulänglich bleiben wird. Seele, die getragen wird, gleichsam im Schweben.«

»Beenden wir unsere philosophischen Ausflüge!« Er nimmt meine Hand: »Laß uns d i e , wenn auch

zweifelhaften Freuden des Daseins genießen!«
Fast munter fährt er fort:

»Das bunte Feld der Abwechslung wird schon
dafür sorgen, daß sich der Boden Fragen begräbt,
schon bieten neue Stimulanz, Menschen hergeben
in grellgemusterten Kleidern zur Jahrzeit passend,
die sich auftun wie Schaufenster in protziger Dekoration.«

»Weil Elsas Hände so zerbrechlich, gläsern fast,
feinstes Porzellan, gleitende Möwen, ließ sie sie
sprechen... konnte ich nicht widerstehen.«

»Du bist voller Widersprüche! Ich dachte, die
Schönheit ihres flammenden Haares, die Dich fasziniert!«

»Auch das... doch ihr Feuer ist verraucht, seine
Anziehungskraft verbrannt. Kohle und Asche. Er-
loschener Vulkan... Vielleicht war sein Züngeln zu
wild. Mitleid fällt mir nur für ihre Hände ein, weiß

und unschuldig auf der Bettdecke, wie die Tauben meiner Großeltern auf dem Lande. Vogelgefieder, unberührt... Elsa, die sich Zwängen unterzuordnen sucht, während ich mich von hergeholten befreien will. Unterwürfigkeit der Anpassung, die sie braucht.

Wußtest Du, Vera, daß sie als Fotomodell gearbeitet hat? Wie töricht, fast widerlich!«

»Weshalb nur? Was ist daran Besonderes? Sie hat einen guten Körper und ein interessantes Gesicht!«

»Ich verachte diese vor seelenlosen Kameras auf- und ab hüpfenden Mädchen mit den vorgeschobenen Lippen, die Dir auf Titelseiten irgendwelcher billiger Frauenblättchen entgegenlächeln. Ihre sich gefühlskalt produzierenden Körper haben für mich nicht einmal mit Erotik zutun.«

»Darum geht es doch gar nicht!« widerspreche ich: »Man will ein paar schicke Kleider verkaufen, Modetrends, eine Zeitung...«

»Dann gefälligst nicht in dieser glattmanipulierten konsumbeflissenen Verpackung. Würde ihr wenigstens etwas Vulgäres anhaften!«

Als habe er selbst keine Fehler, keine Grenzen, spricht er über Elsa. Doch, wie so oft... kann ich ihm nicht zürnen. Die Sonne ist untergegangen,

Gero schlüpft in einen Frotteepulli, ich lasse mich eine Weile frieren, ehe ich es ihm nachtue.

»Mein Buch handelt übrigens von einem Mädchen, das von einem Maler verlassen wird. Hörst Du mir zu, Gero?«

»Doch! Aber das Thema ist mir zu sentimental!«

»So werde ich Dir den Text vorenthalten!«

»Wer soll die Kleine sein? Elsa? Oder willst Du Dich selbst dazu machen?«

»Soweit habe ich mich auf den Stoff noch nicht eingelassen!« Ich zeige ihm eine Blase am Mittelfinger, den er lächelnder Prüfung unterzieht:

»Das beweist tatsächlich, daß Du schreibst! Mein Vater wird sicher noch viel Geld an Dir verdienen!« (Sein Vater ist Bleistiftfabrikant!)

»Vielleicht ist es so, daß ich mir nur die Finger verbrenne!«

»Wird eher der Fall sein!« murmelt er.

»Sag, traust Du mir nichts zu?«

»Davon kann nicht die Rede sein!« widerspricht

er: »Bei einer Frau, die kurz vorm Abi die Schule verläßt, darf man auf alles gefaßt sein.«

»Ich hatte solche Prüfungsängste!« bekenne ich lau...

»Du hast Dein Examen bereits bestanden! Bei mir!«

»Ich werde es nachholen!« verriet ich ihm, versprach es mir selbst.

Wir schwimmen im Licht solange wir lieben. Wir, die Kinder! Sehende mit durstigen Lippen. Tage zerfallen in große Augenblicke, dunkeln nicht für uns. Wir halten den Zauber Sommerkraft im Arm, sprechen zu ihm mit vertrauten Gebärden. Sein Gehen beschwichtigend, das Kommen genießend listigen Schritts, lachen wir, gelöste Münder im wissenden Nebel. Noch verletzt uns kein Vogel mit seinem Flügelschlag, umarmen wir die Tauben und den Dom, dessen Türme unser Zeichen... Ausdruck wachsender Größe... Wir sind bedeutend, Du und ich, mit unserem Glück.

Liebster, wir befinden uns auf dem Meer, flüchtend
in einem Boot, lassen uns treiben bis wir an einem
Felsen zerschellen. Warum willst Du, daß ich mit
Dir zugrundegehe, Du kleine Närrin? Sie brau-
chen mich doch! (S i e = die B i l d e r !)

Ein paar Wochen später unterrichte ich Gero von
meinem Vorhaben, wegzugehen.

»Du?«

Er ist eher erstaunt, denn bestürzt. Gero erschrickt
selten.

»Wo willst Du hin, kleine Matratze? Werde ich
Dich finden, wann immer mir danach?«

»Ich habe vor, mein Abitur nachzumachen, um
mich anschließend in Berlin um einen Studien-

platz zu bewerben. Dabei habe ich an die Kunst-
akademie gedacht. Halte Dich fest! Ich befinde
mich auf dem besten Weg, eines Tages genauso
verrückte Bilder ins Leben zu rufen.«

»Sollte das ein Grund sein, mich zu verlassen?
Und doch! Lobenswert! Verhält es sich tatsächlich
so, daß der Ruf der Kunst stärker ist als der meine?

Sag, kleine Vera?«

Er biegt meinen Kopf sanft zurück, meinen Blick
zu überprüfen... »Ja...« stellt er daraufhin fest. Und
ernster: »Aber... es wird doch nicht so schnell
schon ein Ende zwischen uns geben?«

»Schon deshalb nicht,« lächle ich: »Weil es keinen
rechten Anfang gab!«

»Vielleicht nicht in üblicher Hinsicht!« bejaht er:
»Dazwischen gab es viele Anfänge, ein Beginn anderer Art... leise zunächst, schließlich immer stärker werdend... Solche, die der Weiterentwicklung
unserer Persönlichkeit zugutekamen, was sich bereits jetzt bei Dir beweist. Deine Liebe ließ Seiten
in mir entstehen, an die ich nicht mehr geglaubt,
die ich nicht mehr für möglich, für verschüttet ge-
halten hatte. Mich n e u geschaffen hast Du, ohne
mir innerlich Gewalt anzutun. Dafür danke ich
Dir!«

»Dies war möglich, weil Du mir zeigtest, wieviel Leidenschaft vermag. Das ist das Geheimnis.«

»Es geschah ohne Plan,« sagt er verträumt: »So lebe ich am liebsten!«

Dunkelgewandete Kneipe, die nur aus Tresen und Stühlen zu bestehen scheint, als wir Elsa zum erstenmal begegneten. Beatrice erscheint Dante... dekorativ auf einem Barhocker, schlank, rothaarig... ein Frauenakt von Edvard Munch... Gesicht und Körper im wandgroßen Spiegel gegenüber zerfließend, verschwimmend... visionär vorhandenes Wesen, aufregend schön erdacht... Eine der Frauen, denen Männer mit Wehmut gegenüberstehen, ihre Unerreichbarkeit bemerkend.

Der Weg durch die Himmelssphären begann. Ich sah es ein. Schließlich ist Gero nicht kleinlich, wenn es um Gefühle geht. André Derains Tänzerinnen, sie und ich, mit vortrainiertem Verzicht.

»Ich nehme die bessere Hälfte!« lache ich in die Zukunft.

»Und ich, was von ihm bleibt!« das ist Elsa.

»Was verhandelt ihr da?« will Deine neugierige Stimme wissen, nimmt uns in die Arme, unsere Körper aneinanderdrückend, daß sich unsere Brüste berühren.

»Nichts für Dich!« soll unsere einmündige Antwort bleiben.

Natürlich beweist er auf originelle Art, daß er ohne weiteres zwei Frauen zu erfassen in der Lage – Die Liebe besiegt alles – So versäumt er mich selten, die Gleichheit erhält sich. Fragte ich mich, wo Elsa bleibt, wurde er zum Nebelgott. Kleine Wolken Rauch, die sein Mund in die Luft bläst, sie zurückzusammeln, erneut fliegenzulassen, als habe er Lust, sich zu verschleiern. Trübe Atemflecken, scheiben-, ringförmig, außergalaktische Zeichen.

»Elsa?« leichtes Schulterzucken, zu versichern: »Heute bin ich bei D i r!«

Quält es mich? prüfe ich mich hin und wieder besorgt, beschließe aber, konsequent zu verneinen. Ist es Liebe, die ich Elsa gegenüber empfinde? Zumindest ist sie mir nicht gleichgültig. Kann es einem egal sein, welche Frau außer einem selbst in den Armen des Geliebten? Wenigstens mit dem Geruch ihrer Haut einverstanden zu sein, verlangt es... sich mit dieser Vorstellung befreunden zu können.

Gero:

»Vielleicht bin ich doch Odysseus auf der Suche nach Penelope. Und doch, sollte mich Sehnsucht ergreifen, betrachte ich sie mit Distanz. Man lernt mit der Zeit, das Leben zu genießen, mit An- und Abstand sozusagen, Gourmet, der eine kostbare Speise zu schätzen weiß.«

Weiter: »Ich hatte schon einmal eine Freundin, die mich verließ, aus beruflichen Gründen in eine andere Stadt ging. Sie versprach, wiederzukommen. Als sie es tat, war sie verändert. Ihre Frisur und ihre Reden wirkten aufgeplustert und gestelzt. Eine Pandora, die an einen bösartigen Schwan erinnerte. Unser Treffen endete denn auch mit dem Gesang eines solchen. Fremd geworden, fanden wir nichts mehr in uns wieder. Aus dieser Erkenntnis heraus trennten wir uns...

... Worauf warten die Menschen, Vera? Wer ersehnt noch...? Träumer, Verrückte, ließ ich mir sagen.« Er schiebt eine Haarsträhne zurück, die ihm in die Stirn gefallen ist: »Neue Menschen? Eigentlich bringen sie nichts wirklich Neues, höchstens das Altgewohnte in leicht veränderter Form, lassen die Schmerzen am Alten neu erwachen. Beinahe möchte ich meinen, daß Elsa sich in eine der Gorgonen verwandelt hat, zeitlose Medusa. Doch weit davon entfernt, Perseus nachzuleben, sage ich ihr nicht einmal: Du bist mir gleichgültig! Der Wahrheit Unhöflichkeit entgegenzukommen, wäre das nicht ein unverzeihlicher Fehler?«

Wenn Inspirationen in den Himmel wachsen, breit-
gefächerte bunte Blumen wie ein vielversprechen-
der Frauenmund... samten, ein wenig traurig,
doch schön... Daß Leben nicht spurlos an einem
vorübergeht, man fühlen kann: das und das habe
ich geschafft... Vielleicht nur flache Rille, die man
gräbt und somit hinterläßt, und doch: sichtbares
Zeichen... Räume festigend wie ein Zirkel, Kreise
zu schwingen, zu drehen...

Elsa's Gesicht... Halbseite: In letzter Zeit sein
Mund zu schmal, blutleerer Strich, als habe er ge-
litten.

»Was hat er Dir getan?« erkundige ich mich.

»Sich davonzuschleichen wie ein Dieb, bei Dir zu
gestehen! Ist das nicht genug?« Es klingt bitter.

Nebeneinander auf der Couch sitzen wir, während
dieses Gesprächs. Sie und ich... Gero, ebenso ver-
legener wie unschlüssiger Held, Nebenwirkungen
seiner Liebschaften nicht wahrhaben wollend,
steht seltsam beunruhigt und ungeduldig im Türrahmen. Leise hämmert seine Schuhspitze an die
Schwelle, formt Gedanken über ein möglichst ga-
lantes unauffälliges Verschwinden. Er scheint
einen Einfall zu haben, eilt in die Küche. Ich stau-

ne, als er zurückkommt. Er hat eine Menge Käsebrote gezaubert. Soviele Happen auf einem Tablett vereint! Und, wie kunstvoll geordnet! Kreisförmig gruppieren sie sich um ein besonders attraktives mit Eier- und Tomatenscheiben, als befänden sie sich in einer Zirkusmanege, auf ihre Vorstellung wartend... Es gelingt mir, für Elsa und mich zwei ausgesprochen appetitliche auszusuchen, nicht aber, wie ich mir bei dieser Gelegenheit vorgenommen, den Chef de cuisine aus dem Zimmer zu schieben.

»Du riechst nach Käse!« murmelt Elsa. Es ist ein zischendes Murmeln, die Honorierung meiner Bemühungen gänzlich außer acht lassend... »Ich hasse K ä s e!« Und schärfer, zur Bekräftigung, diesmal zu Gero, dem kühngelockten Artisten gewandt: »I c h   h a s s e   K ä s e!«

Das endgültige Signal, sich beleidigt zurückzuziehen. Er verläßt das Zimmer. Vorstellung beendet. Mein Gefühl ist gespalten: So schuldbewußt wie jungenhaft Geros Miene, daß ich Mitleid mit ihm fühle, Mitleid, einhergehend mit einer Welle heißer schmerzender Zärtlichkeit. In Elsa's Stimme ein Nebenton, der mir nicht gefiel... Brodeln... sich zum Ausbruch drängend...

Der Sommer findet keine Zeit, darüber nachzu-
denken: faule schläfrige Katze, die sich dehnt und
streckt. Wirklichkeit und Traum in ihrem Fell ver-
woben, versuchen, ihr davonzulaufen, ähnlich
zwei kleinen listigen Mäusen, am Ende wieder zu-
rückzukommen, sie erneut herauszufordern, zu
necken...

Ich schminke mich nicht mehr, fühle mich befreit
und jünger. Sonne und Liebe verleihen Farbe
einem ganzen Jahr.

»In Deinem Haar vergraben, wollte ich mich, damals, als wir uns das erste Mal sahen!« flüstert er:
»Geruch nach Zimt und Vanille, der ihm anhaftet...
ein orientalisches Märchen.«

»Ich fühlte das gleiche Bedürfnis in mir!« lächle
ich zurück.

Beide gleichzeitig: »Wir haben es getan!«

»Ein gutes Begräbnis!« folgert er.

»Findest Du? War es die vielen Tode wert?«

»Stell' eine Leinwand in den Schatten, daß S o n -
n e sie mustert und Du hast ein M o t i v! Laß kaltes Wasser über Dein Gesicht laufen, betrachte es
anschließend im Spiegel! Deine eigene Vergänglichkeit, die sich Dir offenbart. Zuweilen hilft es

auch, an die Liebe zu denken, ihr Haar mit den Farben des Sommers zu mischen, seinen Nacken fotografierend. Die Umwelt ist das Negativ der Malerei. Daraus erklärt sich aller Zauber eines Gemäldes.«

Ich wusste ja nicht, daß dieser Geruch zu mir gehört, Deine Haut sich so mit meiner ergänzt, Erde sensibel und Gras so atemlos... Du hast mich intensiviert, Gero, mir vermittelt, daß ich mich erzählen kann, begleichen, fassen. Unendliches Kapitel. Wer errät die Süße des Schmerzes, stelle ich mir Elsa vor in Deinen Armen...

Du gibt dem Tag die Richtung, wirst ihn führen. Noch stehen Büsche da... gebauschten Blatts... ist der Boden gefüllt mit jedem erdenklichen Grün, pulsieren Beeren aus dickbauchigen Sträuchern, wiegt selbst Schilf prall und drängend. Sieh nur, wie Äste aus Zäunen schlüpfen, ungestüm, die Blumen nicht befragend darunter, sie bedeckend mit ihren satten Armen. Wie Stimmen sich anfühlen einer Nacht, selbst Schatten die Eigenschaft besitzen, zu glänzen, Hände sich ausstrecken zu einem Turm, um aussichtsreiche Höhe ringend, die man befestigen könnte, bewohnen...

Nimm die Stadt: den Fluß... jetzt glatt und ruhig, fast eben... als gäbe es keinen Sog von unten, nicht Strömung, bereit, ihn fortzutreiben, wegzuziehen... Verschont noch vom dampfenden schwitzenden Menschenknäuel, seiner ungeduldigen Geschäftigkeit, eingenommen nur vom gleißenden Licht des Morgens, hat sein Warten etwas Unschuldiges, ja Mildtätiges... lauschend, ragend bis in die letzte sichtbare Häuserspitze...

Wo werden wir landen, wenn dieser Flug zu Ende... befindet sich sein Ziel? Was haben wir in ihm gefaßt? Träume... stundenlang gebunden zu Ketten der Wirklichkeit... Was bewirken, bewahrheiten sie... läßt sich sagen, erzählen über so viele Wunder, die nicht berichtet werden können, nur selbst erlebt?

Auf manchen Briefen, die uns zugestellt werden, fehlt der Absender. Auch gibt es keine Angaben über den Empfänger. Doch... wenn man sie öffnet, werden sie einem gehören, wie das Geheimnis, das sich einem darin mitteilt. Keiner, dem eine Streichung gelänge... Auch wenn Du die Sendungen danach verbrennst oder sonstwie vernichtest, ständig wird Dir die Schwärze ihrer Buchstaben vor Augen sein und das, was ihnen zugrundeliegt...

Hat Dich erst einmal ein Geheimnis begonnen, wird es Dich zu Ende führen.

»Kennst Du das Märchen von Aladdin und der Wunderlampe? A l a d d i n , vielleicht erinnerst Du Dich, war der Sohn eines Schneiders. Die Erzählung berichtet über ihn:

*In Wahrheit war Aladdin ein Kind, das mehr in seinen Träumen lebte als im Alltag, und er glaubte, daß sich ihm die Welt durch Wunder, nicht aber durch emsiges Wirken in den Werkstätten erschließen würde... und seine kindliche Suche nach des Lebens geheimem Zauber zog ihn zu den Märchen und Sagen mehr als zu Nadel und Faden...«

Viele Menschen tragen die Seele Aladdins in sich, Müßiggang bevorzugend. Kunst aber, die den ganzen Einsatz fordert. Deine Bilder, Gero, einladend wie Deine Blicke... ließen zu, mich in ihnen zu finden, zu sehen... eröffneten mir die Möglichkeit, spazierenzugehen auf Wegen eines wundersamen Parks. Sehnsuchtsallee... turmalingrün... Nur, daß Bäume bei Dir orange und Wiesen mit bunten Sternen übersät, man Seen bei Dir pflücken kann. Jeder Maler sein P o e t, jedes Bild ein G e d i c h t. F a r b e n lügen nicht. Orange bleibt Orange.

* Aladdins Wunderlampe aus Tausendundeiner Nacht.

Ein bekanntes Kreditinstitut verleiht Geros Schaffen den momentanen Rahmen. Pyramidenförmige Styroporblöcke, die man aufgestellt, gemäß seinem Vorschlag. Nicht phantasielos, wie er begründete, wolle er die Exponate Wänden entlang aufreihen.

In ein paar Tagen soll die Eröffnung stattfinden. Während mein Freund nochmals mit dem Geschäftsführer der Bank verhandelt, ihn auf kleine Unstimmigkeiten hinweist, die ihm bei der räumlichen Verteilung aufgefallen, bleibt mir Zeit und Ruhe, die gewählten Arbeiten durchzusehen.

Jetzt hat er sein Gespräch beendet, tritt auf mich zu.

»Versunken?« Er lächelt... mich zugleich aufzufordern: »Such' Dir ein Bild aus! Es soll am Ende Dir gehören!«

»Wer will eines Vaters Kinder rauben?« wende ich ein, glücklich und erstaunt über das Angebot.

»Für Dich trenne ich mich sogar von meinem Lieblingssohn!«

Ist ihm aufgefallen, was ich verliebt betrachtete? »Deine Geberlaune in Ehren!« winke ich ab: »Das würdest Du bereuen! Wenn Du unbedingt möchtest, ich nehme ein anderes!«

Er läßt nicht locker: »Gerade dieses! Ich habe es gedanklich bereits abgehängt für Dich, Vera, stelle es Dir in den Weg! Du wolltest es von Anfang an! Warst fasziniert! Ich fühlte es! Also! Keine Widerrede mehr! Wenn Du es verschmähst, werde ich es verheizen oder sonstwie grausam bestrafen! Schau' Dir den dicken schwarzen Balken am Rande des Bildes an! Merk' ihn Dir gut! Der Balken meines eigenen Herzens! Er zeigt seine Grenze auf, die Grenze meiner Liebe zu anderen. Du weißt, es gibt sie. Was gäbe ich darum, könnte ich die Schranke beseitigen. Ich wünschte mir, sie umzustoßen!«

»Aber... dann wärst Du gezwungen, Dein Ich zu verleugnen, ein anderer Gero entstünde! Ich weiß nicht einmal, ob mir das recht wäre.«

»Vielleicht, Vera, daß ich der abstrakten Kunst den Vorrang gegeben habe, weil ich in ihr das Ursprüngliche meines Wesens verwirklicht sehe. Wußtest Du übrigens, daß Kandinsky der eigentliche Wegbereiter des Expressionismus war? Bereits 1901 gründete er die Gruppe Phalanx. Zu diesem Zweck animierte er ein paar junge begabte Maler, sich seiner Idee, den neuen Malmethoden anzuschließen. Wie es oft so kommt, blieb dem Nachwuchs jedoch der große Erfolg versagt. Schließlich hat man nach Frankreich geschielt, die Fähigkeit der kunstschaffenden Franzosen entdeckt. Daraufhin wurde unter Kandinskys Leitung die Neue Künstlervereinigung ins Leben gerufen, zu der sich dann solche Leute wie der Kubin und die Münter gesellten. Später, ich glaube, nach einem Jahr, schlossen sich Klee, Marc und Macke an. Nach einer Spaltung der Gruppe – interne Meinungsverschiedenheiten – wie man heute weiß... fanden sich Kandinsky, Marc, Macke, Kubin und die Münter als Blaue Reiter zusammen.«

»So genau hätte ich das Ganze nicht wiedergeben können, sage ich: Aber... dafür weiß ich einiges über das Bauhaus von Gropius. Arbeitete hier nicht die Elite der damals in Deutschland tätigen

Künstler? Wozu mir unter anderen der Deutsch-Amerikaner Lyonel-Feininger einfällt.«

»Stimmt! Aber das war erst nach dem Ende des Ersten Weltkrieges. Bei Kriegsausbruch waren Kandinsky und die Münter in die Schweiz geflohen, Marc und Macke fielen kurz darauf in Frankreich. Lyonel-Feininger übrigens« fährt Gero fort:... »der dem Bauhaus am längsten die Treue bewahrte. Er hat ebenso die Gründung miterlebt wie die gewaltsame Schließung durch die Nationalsozialisten 1933. Traumwelt der Kraft und Poesie, die er vereinte, unübersehbare Prägung seiner Gemälde. Mit Vorliebe strenge Holzschnitte, die er schuf, in schwarz-weißer Technik. Als hätt' ich sie vor mir, Vera!... seine Kathedrale des Sozialismus, die trotz ihrer Sachlichkeit in der Wirkung so hell und leicht, sich abhebt aus einer Geschlossenheit heraus, die schon wieder offen ist, weit. Diesen Eindruck ließ er dadurch entstehen, daß er seinen Entwürfen klare eindeutige Konstruktionen vorgab, woraus erwähnter Effekt entstand.«

Maler! Gero! Menschen, denen Welten zugrundeliegen, Meere aus Flächen und Farbe, aus deren Gesichtern sich schöpfen läßt wie aus sich selbst vermehrenden Krügen.

»Weißt Du, Liebes, worum es bei der gegenstands-
losen Malerei besonders zutun ist? Um die Meta-
physik. Geheime Kräfte, die beschworen werden
und der Gott der Natur. Leute wie Macke haben
das erkannt. Lichtdurchleuchtete Phantasmen, die
sie schufen, Pflanzen und Menschen erhebend
zu mystischen Trägern eigenartiger Vision.
K i n d e r bauen Burgen aus Sand, falten Schiffe
aus Papier. I c h habe die Träume mit herüberge-
nommen ins Erwachsensein, selbsternannte Häfen
mir zu sichern, den Kai suchender Seele. U f e r
ferner Möglichkeiten, die ich aufsuchen will, auch
jene anzusteuern, deren Ziele im Dunkeln...

Ihre Meere zerteilen will mein Bug, daß sie sprit-
ziger werden, schäumend, angriffsfroh, hitzig und
stark im Bezwingen von Gleichgültigkeit. Dabei
will ich helfen.

Meines Erachtens eine der vorrangigsten Aufga-
ben von Kunst: L ö s u n g e n zu vermitteln. Er
räuspert sich, nachdenklich weiterzusprechen: Es
gibt Tage, da leide ich an Vorstellungszwängen.
Nichts anderes kann ich mehr wahrnehmen als
Brüste und Schenkel. Die Straßen scheinen voll
davon zu sein. Wieder fürchte ich, ich nehme mir
etwas heraus, wenn ich die Gesichter der Menschen betrachte. Manche sind so schön geformt,
daß man daraus trinken möchte wie aus einem
Kelch. Aber näherst Du Dich ihnen, daß sich Dir

die Wimpern entziehen, Lippen verschlossen bleiben, Dir die Möglichkeit des Herankommens verweigernd. Vergeblich wartest Du, daß etwas geschehe, Dir ein Auge eine Sendung zustellt, daß Du daraus lesen könntest wie aus einem offenen Brief.

Doch die Kouverts: verschlossen. Du wirst wieder nur versuchen, den Geruch zu packen, der den Ausdruck eines Gesichts umgibt, sich Dir gegenüber in Schweigen hüllend in Verpackung ein paar nichtssagender Sentenzen, vielleicht... W ä r m e zu halten, bemühst du Dich umsonst... K ä l t e bohrt sich weiter nach innen.

Ich bin nicht Carl Hofer, der die Menschen sieht als Narren verkleidet, als Harlekins, gesichtslos, ob ihrer starren Mienen... Verzweifelte, Demaskierte... Für ihn sicher Ausdruck seiner Zeit. Und... läge er mit seiner Welt der Clowns auch in der Gegenwart richtig... m i r geht es anders. G e - s i c h t e r! Ich kann es nicht ertragen, wenn sie nicht zu Körpern passen. Sie wirken sonst geliehen. Eine gewisse Regelmäßigkeit von Linien, die nötig, ein Ineinandergreifen von Farbe und Form.

Das Häßliche ansich stößt mich nicht ab. Es ist die Vernachlässigung der Mundwinkel, die sichtbare, beinahe schon festgeschriebene Gleichgültigkeit dem Leben gegenüber, die mich so verärgert.

S i e... die unauslöschliche Spuren hinterläßt.« Er lächelt: »Die üblichen Ticks, die einen Menschen befallen, der sich ständig mit dem Wesenhaften befaßt.«

»Bleib' so, wie Du bist! Der M a l e r wie der M a n n!«

»Hilf mir, kein Selbstsüchtiger zu sein!« bittet er: »Man könnte annehmen, diese Menschen liebten sich zu s e h r. Das Gegenteil ist der Fall: Sie hassen sich... Du bist mein M o r g e n, Vera! Was nicht unbedingt heißen soll, daß wir immer zusammenbleiben werden. Mein M o r g e n im Sinne von:...' Ich habe in Dir ein Weiterleben gefunden.' Eine entscheidende Entdeckung, zu der Du mir verhalfst: Es ist möglich, m i c h zu lieben. Vor allen Dingen... mich in F r e i h e i t zu lieben«... setzt er hinzu, fortzufahren: »Wenn ich mich auch nicht gehaßt habe, so war ich doch nicht mein Freund. Bis vor wenigen Monaten stand ich gleichsam a u ß e r m i r, mich selbst durch eine Brille zu betrachten, eher gleichgültig, denn interessiert. Durch D i c h wurde es mir möglich, zu mir zurückzufinden, von D i r in diesem Bemühen unterstützt.«

»Was ich nicht einmal beabsichtigt hatte!« werfe ich ein.

»Gerade darum war es so hilfreich.«

»Gero, dies' wird eine lange Nacht! W i n d rückt uns näher zusammen! Hörst Du, wie er die Fenster rüttelt? Sag'... lassen wir ihn ein?«

Lapislazuli-Himmel... Hochseil-Akte... Segelflug-zeuge, die balancieren... Sonnenbad. Der Graphik Kirchners entsprungen. Sommer, der kräftig zur Farbe langt, Berauschter der Töne, Schwelgender im Leuchtbad... Flüsse: ausgewaschenes Kunzit: weißlich-grün... Otto Muellers Zigeunerbilder tau-chen auf: Zigeunerin mit Kind, Zigeuner mit Son-nenblume.

L a n d s t r a ß e n t r i p: Symbol von Freiheit, Natürlichkeit...

Ich selbst werde zu Muellers Mutter, einer gebore-nen Dunkeläugigen, Schwarzhaarigen, allerdings schon aufgewachsen und angepaßt dem Rahmen des damaligen Gesellschaftssystems, eine also, deren Temperament verhalten liegt. Und Gero? Gehört er der Brücke an, 1905 in Dresden gegrün-det oder eher den Blauen Reitern? Beides ist er: verbindet unsere Träume hoch zu Roß.

Drinnen in der Stadt: Belebte Straßen wie abge-mäht. Willst Du, daß einer Dir eine Gauloise dreht, mußt Du schon eine kleine Kneipe aufsuchen am Fuße des Flusses... dort... wo die Schattenkinder ein- und aus gehen, denen alle Hoch-Zeiten gleich... Selbst Straßencafés wirken jetzt entleert, sonnige Tischchen stehen dürftig und armselig herum, sich der Sommer erinnernd, wo die Tage schlaff in den Adern, nicht aufgebläht von Hitze und Dunst, kein Gras bereit, sich zu heben, Seen nicht so einladend bereitstanden zur Abkühlung, wo man sich Langmut mit Bier vertrieb.

An so einem Abend, daß mein Freund im Anzug vor mir steht... Fast gerät mein Gleichgewicht ins Wanken, so ungewohnt der Anblick.

»Was ist mit Dir los?« Das bin i c h... ungläubig...

»Zieh' Dir etwas an! Ich denke an ein Menue wie es in den besten Kreisen üblich ist!«

»Kennst Du den Ausspruch? W e r soll das bezahlen...?«

»Selbstverständlich lade ich Dich ein...! L o s... komm schon!«

Bleibt nur, ein verrücktes Kleid überzustreifen mit ungleich langen Säumen, passend zur Laune der Stunde.

»Also, was ist?« will ich wissen, als wir uns auf unglaublich plüschbezogenen Polstern eines unglaublich teuren Restaurants wiederfinden. Große dickbauchige Lüster, die uns anstarren, jede gesellschaftliche Regel außer acht lassend. Gestreifte Fliegen der Ober, protzig aufgeplustert, bereit, uns einzunehmen..., daneben Geros Lächeln, das

Neonlicht und Räume schmelzen läßt, nicht fremd wirkend..., obschon eher zuhause in ausgeflippten Kultstätten der Bohème oder auch in düsteren verräucherten Nachtlokalen.

»Ich dachte, so eine Atmosphäre sei Dir zuwider?« kann ich nicht umhin, zu bemerken.

»Normalerweise s c h o n...« sagt er lakonisch: »Aber... das alte Lied! Zuweilen befinden sich auch Außenseiter auf den ausgetretenen eingefahrenen Spuren des altvertrauten Establishments... Außerdem geschah es, um D i r eine Freude zu machen.«

Ich entschuldige mich zerknirscht.

»Um Deine erste Frage zu beantworten, Vera...: Ich habe ein paar Bilder verkauft zu einem relativ guten Preis. Wenn ich erwähne ‚gut', so will das etwas heißen!« Jetzt lächelt sein Mund... schlicht hinzuzufügen: »Das ist a l l e s!«

»Wie s c h ö n für Dich! Ich gratuliere D i r!«

»Gratuliere u n s!« verbessert er. »Natürlich«, setzt er nach kurzer Pause fort: »müßte ich wesentlich m e h r noch Initiative zeigen, wollte ich mir ein im üblichen Sinne angenehmes Leben leisten... d o c h genügt es mir s o, wie es Dir bekannt. Die Tatsache, mich nicht gern von Geld dirigieren zu lassen, hält mich zumindest momentan noch davon ab, die Nächte durchzumalen. Wußtest Du, daß meine Bilder, seit ich einigermaßen bekannt bin, unter ein paar Tausend pro Stück nicht mehr gehandelt werden? Wobei es nach oben selbstverständlich keine Grenzen gibt?«

»Auf diese Weise kannst Du Dich nach jedem Abschluß erstmal eine Weile auf Deinen Lorbeeren ausruhen,« stelle ich scherzhaft fest.

»Da hast Du nicht unrecht! G e l d ist für mich Pausenfüller... nicht m e h r... «

»Das ist,« finde ich...: »eine sympathische Einstellung. Wie sagte schon Gandhi?
*Hohes Denken ist unverträglich mit einem komplizierten auf großem Aufwand gegründeten materiellen Leben... Aller Charme des Lebens ist nur möglich, wenn wir die Kunst lernen, in edler Einfachheit zu leben'...«

»Sehr gut!« nickt er...: »Für d i e s e Philosophie die Note Eins!« hinzuzufügen: »Weißt Du eigentlich, daß meine Eltern durchaus nicht unvermögend sind? Trotzdem habe ich es früher, so gut es ging, abgelehnt - heute hat sich diese Notwendigkeit ohnehin aufgehoben - auf ihre Kosten den sorglos träumenden Sohn zu spielen. Eines meiner größten und wichtigsten Anliegen war, mich, soweit möglich, selbst durchzubringen.«

»Und... w e r finanzierte Dein aufwendiges Studium?«

»Daran war man anfangs natürlich beteiligt, wie Du Dir denken kannst... Später habe ich mir aufgrund von Stipendiaten und Nachtarbeiten, z. B. als Kellner, und anderen diversen Jobs, weitergeholfen.«

Ich lehne mich zurück, ihm g e g e n ü b e r, in einem bequemen Fauteuil... bin stolz auf ihn, wie etwa eine Mutter es wäre auf einen gut geratenen Sohn. Satte Zufriedenheit bin ich... den kühlen Eislöffel einer Nachspeise an die Wärme der Lippen gepreßt, w i e um das Feuer zu mildern meines Begehrens. Nein, wirklich! Ich habe Dich noch mit keiner Krawatte gesehen! Daß Du so etwas überhaupt besitzen könntest... hielt es nicht für möglich... s o mein Blick... Es wird m e h r Dinge geben, die Du über mich noch nicht in Erfahrung gebracht hast, Du kleine Streunerin! antwortet der seine zärtlich.

Tatsächlich fährt er fort...: »Dieses Zigeunerkleid... warum trägst Du es nicht öfter...? Ich bin dabei, mich rettungslos an Dich zu verlieren!«

Elsa:

»Soll das heißen, daß Liebende schwach sein müssen? Welch eine verlogene Moral!«

*Lieben heißt, daß wir uns dem anderen ohne Garantie ausliefern, daß wir uns der geliebten Person ganz hingeben in der Hoffnung, daß unsere Liebe auch in ihr Liebe erwecken wird. Liebe ist ein Akt des Glaubens, und wer nur wenig Glauben hat, der hat auch nur wenig Liebe.'

...

Fromm

aus

Die Kunst des Liebens

*Erich Fromm aus: Die Kunst des Liebens, Ullstein-Materialien - 1956 - by Fromm, Printed in Germany, 1982.

Gero: »Meine Maxime war es stets, Frauen ein gewisses Eigenleben zuzugestehen!«

»Schon deshalb, weil Du sie Dir damit vom Leibe hältst!«

»Nicht doch, Vera!« er winkt ab: »Bleiben wir charmant! Wahrheit kann so unfreundlich sein, so kalt! Sicher gebrauche ich sie, aber ich liebe sie nicht. Anders halte ich es mit der Wirklichkeit unserer allgemein gegenwärtigen Misere, die sich Zukunft nennt. Da bin ich geneigt, mit einem Ausspruch Tucholskys zu bemerken:

*,Die Wahrheiten müssen Akrobaten werden, damit wir sie erkennen.'

Was beweist: ich unterscheide durchaus zwischen subjektiven und objektiven Erscheinungsformen...

Nehmen wir ein Beispiel: D u siehst heute wieder besonders begehrenswert aus! Das ist eine Wahrnehmung, die sich fest auf dem Boden der Tatsachen befindet, durch keine Lüge vertuschen läßt!« freut er sich...: »Eines von Pisanellos Mädchen bist Du... langbeinig-muskulös, schlank in der Taille. Und Dein Gesicht...: ein breitrandiger dunkler Hut und es gliche Delacroix' Bildnis der jungen Frau, aufbewahrt und anzusehen im Museum Boymans-van-Beuningen in Rotterdam, das

ich vor ein paar Jahren im Rahmen einer mehrwöchigen Studienreise besucht'. I c h, damals, ein Lord Byron der Seele, ein Heine des Weltschmerzes, in meinem Inneren den festgefaßten Vorsatz, ein Virtuose der Malerei zu werden, wie Gautier es einst der Sprache gewesen, i c h hektografierte förmlich dieses schöne Gemälde, wenn es auch nicht meiner sonstigen Art zu zeichnen entsprach, n a h m es m i t, schwor mir, es solange mit mir herumzutragen bis es mir gelänge, eines Tages eine entsprechende Ergänzung zu finden.«

»Ein modernes Märchen, das ich Dir glauben soll!?«

»Tu' mir den Gefallen! Von solchen Dingen nährt sich die Liebe. Lassen wir sie nicht hungern!«

... J e n e r A b e n d... als Elsa uns in Geros Wohnung überraschte... Hatte er ihr den Schlüssel gegeben, ohne jedoch ernsthaft mit ihrem Kommen
zu rechnen? Eine Art Alibi für die Ernsthaftigkeit
seiner Liason.

Es schien so.

S i e saß auf dem Sofa, u n s e r e m Sofa... bürstete sich das Haar... Sie tat es mit einer Ausgiebigkeit, daß das Rot unter ihren Strichen atemlos wurde, knisterte, schließlich gerann.

Nach einem Lauf durch eine nächtliche Gasse - eine von denen, deren Häuser sich schon argwöhnische Blicke zuwerfen, wie alle, die gezwungen sind, sich auf unabsehbare Zeit so hautnah zu erleben - nach einem solchen Lauf, dem letzten vorm Ziel, die Nähe des anderen hastig und endgültig ersehnend, standen Gero und ich ein wenig abgekämpft und verschnauft an der Türschwelle zum Wohnzimmer.

Elsa fuhr fort, sich zu kämmen, als habe sie uns nicht bemerkt, tat es solange, bis sich ihr Haar wie eine lodernde Flamme über dem cocgnacfarbenen Bezug des Mobiliars ergoß... Züngelnde Decke... Die Szene gewann den Eindruck, einem Gemälde von Gauguin entstiegen zu sein.

»H a l l o!« nimmt Gero dem Schweigen die Verlegenheit. Sollte ihn der Teufel zu sich nehmen, dies' wäre wohl sein erstes Wort. Allein die Vorstellung läßt mich lächeln.

Er bemerkt es sogleich, ist froh darüber, zieht mich zu meiner Nebenbuhlerin auf die Couch, nimmt uns in die Arme, zu gestehen: »Ich liebe euch beide!

Warum soll es das nicht geben!? Schau!« erklärend-beschwichtigend zu Elsa: »D u besitzt einen Schlüssel, zu kommen, zu gehen, wann immer Du willst! D i c h!« ...er wendet sich zu mir...: »holt mit Deinem geheimen Einverständnis, wann immer die Liebe es befiehlt. Wie Du weißt, das ist o f t!« Er fährt leise fort: »Für dies alles gibt es keine besondere Theorie. Ich kann nur feststellen, daß ich sowohl von meinem Gefühl her, als auch von meinem Körper durchaus imstande bin, euch beide gleichzeitig zu lieben. Ist das so unnatürlich?« Und... weiter... zu Elsa...: »Dein Haar, das wie Feuer brennt auf meinem Verlangen...!« Zu m i r: »Dein M u n d, der mich bedeckt wie ein warmes Tuch, mich unverwüstlich machend und stark.«

»So ergänzt eine die andere!« setze ich hinzu: »So wollen wir es weiterhalten!«

»N e i n ! ! !«

Elsas N e i n ist aus ihren Haaren gelaufen, den Blicken gesprungen, den geballten Händen. Wie eine Kugel im Raum steht es, greifbar rund und fest. Geflohener Ball...

»Nicht s o, Gero...!« winselt sie: »V e r l a ß s i e...! Gib i h r den A b s c h i e d...! Denk' an unsere Nächte!«

»D a s werde ich nicht tun!« sagt er fest: »E h e r v e r l i e r e ich D i c h...!«

Elsa, die aufgestürzt... hastet auf den Gang... nimmt in der Eile mit dem weiten Ärmel ihrer Bluse eine Vase mit... D i e zerbricht auf dem Fußboden... Klirren.

Elsa hinterlässt Scherben.

Auch bei Gero?

»... Vorbei...« konstatiert er müde: »Ich mag Frauen nicht, die klammern. Ein zu starkes Gefühl von Überlegenheit, das sie mir vermitteln. Es verträgt sich nicht mit meiner Einstellung, die Wert darauf legt, eine Partnerin als eigenständige Persönlichkeit zu betrachten.«

»Wollen wir mitsammen schlafen?«

»Heute nicht!« entscheide ich...: »Wir legen uns nebeneinander... streicheln uns... E i n v e r - s t a n d e n?«

Gero tritt bald in seine Träume ein. Mit seinem dunklen Haarschopf auf dem blaßgelben Kissen wirkend wie ein kleiner schutzbedürftiger Junge. Ich küsse ihn zärtlich, bevor ich das Licht lösche, gehe...

Vielleicht habe ich an diesem Abend gesiegt, aber ich fühle keinen Triumph.

Gero:

»Alles, was den Charakter von U n v e r b i n d -
l i c h k e i t trägt, beflügelt mich, läßt mich wachsen, F e s t g e f a h r e n e s, das einengt... kasteit.

Wie sagte Oscar Wilde in seiner berühmten Vor-
rede zum Bildnis des Dorian Gray:

   *Alle Kunst ist ganz vom Zweck entblößt.

Ich meine, die Liebe sollte es auch sein.

Oder, u.a.:

   *Kunst ist eher ein Schleier als ein Spiegel.

Weißt D u, was ich damit sagen will, V e r a...?
Kannst Du das mit der Liebe in Verbindung bringen?

Sieh Dir Gesichter an bedeutender Männer... Frau-
en...: Albert Camus' sensibles Lächeln, Cervantes'
Spitzbart-Kopf, eingerahmt von einer Halskrause,
Dostojewskij's schwermütig-versonnenen Blick,
das scharfe Profil eines Eichendorff, die grübelnd-
wissende Stirn eines Einstein! Schau Dir das Kna-
bengesicht an eines Hölderlin, den insichgekehr-
ten Ausdruck eines James Joyce oder den asketi-
schen Kopf André Gides!

---

*   Aus dem Roman Das Bildnis des Dorian Gray von Oscar Wilde

Trau' dem Skeptizismus eines Goethe, unterwirf Dich Kafka's zerrissenem Gesicht, glaub' an Rilke's Feinsinn! Denk' an Boticelli's Maria mit Kind, an Gainsborough's Miss Baker, nimm die Christusfigur eines Meister Bertram im Einzug Christi in Jerusalem, prüf' die Forscherseele eines Marcel Proust, dem Entdecker geistiger Landschaften, Weiten...! Schau Dir die Menschen an im Paradies von Cranach dem Älteren und viele andere...! Hat Wilde nicht Recht, wenn er sagt:
*Durch die Kunst, und nur durch die Kunst können wir unsere Vollendung erreichen!

Nimm all die feinsinnigen, ästhetischen Gesichter, die Zeugnis davon geben, und dann, Vera, l e b e n wir sie n a c h...!«

Weißt Du noch, Liebster, unsere erste Begegnung am Abend der Vernissage? Silberne Chromrohre zu beiden Seiten protziger Marmortreppe... als Begrenzung. Die Wände der Galerie: schwankend, überdimensional hoch.

Führ' mich hinaus, Gero! Führ' mich schon! Mir ist so seltsam! Halt' mich fester!

Deine Turnschuhe lautlos wie Pfoten einer Katze... geschmeidig... sicher. Du wirst mich nicht fallenlassen, nicht heute Nacht. Ich spüre es, weiß es.

Wohin geht die Reise, sag mir wohin? Schneller, schneller. Ich lasse mich treiben von diesem irren Gefühl. Manche Erfahrungen sprengen alles bisher Erlebte. Wohin drängt mich mein Unverstand? Du hast richtig gehört? Heute verstehe ich überhaupt nichts mehr, will auch gar nicht mehr begreifen! Diese Decke! Diese vielen Lampen! In meinem ganzen Leben habe ich nicht soviele Lampen gesehen!

Halt' mich fester, Liebster, halt' mich fest!

Im hohen kahlen Raum vermitteln die Bilder den Eindruck großer klaffender Wunden. Aufgespritzte... mit breiten Gerinseln.

Großzügige Aufgänge rechts und links, die zu den einzelnen Etagen führen. Neben dem lebendigen, unermüdlichen Gero, dessen volle rote Lippen soviel innere Kraft, dessen Blicke soviel Enthusiasmus verraten, i c h, eine etwas steif geratene Puppe, eingenäht in Baumwollstreifen...

Alles Fragen hat aufgehört.
Finde nur noch Antworten.
Eine davon: E r...

Diese breite gute Antwort mit den tragfähigen Schultern, den muskulösen Armen. Beim Lachen zeigt sie alle Zähne und sie hat es auf mich gerichtet.

Vera, wo bleibst Du?

Ich komm' ja schon! Habe mich umgezogen! Es war ganz leicht! Ein neues Kleid, weißt Du?! Vielleicht war es auch immer das alte! Nur wußte ich nicht, daß es s o zu mir paßt! I c h bin V e r a! V e r a S e l l! E r ist mein H a l t e s c h i l d! Seine Aufschrift läßt mich alles akzeptieren! G e r o, dieser Falter, der durch meine Träume schwirrt. Leichte Propellerflügel... denen gleichend einer surrenden Libelle...

Ordne mich ihm unter. Keine innere Konfrontation deshalb. Jedem anderen hätte ich wahrscheinlich diese Kompromisse verweigert, hier bin ich sogar fähig, sie zu multiplizieren. Diese Wandlung meiner selbst, durch ihn ausgelöst, durch mich vollzogen, die nicht etwa, wie man annehmen könnte, meinen Ansprüchen, Bedürfnissen zuwiderläuft, vielmehr ist sie eher A u s d r u c k, Z e i c h e n meiner Liebe, s o und nicht a n d e r s bei ihm aufgehoben zu sein.

Ihn anzunehmen, ja, in ihm aufzugehen, für mich einziger Weg, sicherste Möglichkeit, die Erfüllung unserer Leidenschaft zu steuern. Ob unser Verhältnis ein macho-istisches, dieser Frage stelle ich mich erst gar nicht. Ich gebe mich v o r, eine Analyse des Charakters meiner Zuneigung dadurch quasi von selbst beantwortend.

Will mich ein Weinen erreichen, ein kehliges, aus offenem Mund... noch ehe es mich einholt, daß ich mit Gero versinke in den Falten seiner erdbraun bezogenen Couch, nicht länger befürchtend, dem Würgen meiner Seele ein Ohr zu schenken... j e t z t eintauchend in die Tiefe einer anderen W i r k l i c h k e i t, eines stärkeren F a l l s.

Laß mich weiter mit Dir l a u f e n... ausgebleichte handbemalte T-Shirts auf nackter Haut, vorbei an sonngestreiften dürstenden Häusern staunender Stadt... Schattenzebras...

Kaum, daß wir zu Atem gelangen, ihn zu fassen kriegen. Los, Gero, komm, führ' mich zu Deiner Atelierwohung, unserem Liebesnest, ungeachtet der Bilder, die uns in den Weg zu treten pflegen, uns stolpern zu lassen...

Nichts dergleichen geschieht. Wir beide, stürmende Einheit!

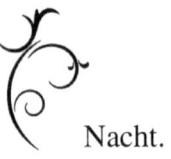

Nacht.

Ich spiele mit seinem Haar.
Wünschelrutenspiel.
Rauh und seidig sein Charme. Leise hineinzusagen:

»Dein Körper ist mir so vertraut! Was wirst Du mir mitgeben nach B e r l i n?«

»Nichts!« sagt er: »D i c h und was von m i r in D i r...! Und, das ist viel, wie Du weißt!«

»Momentan befasse ich mich mit dem Clairob-
scurschnitt... einer Holzschnittechnik, bei der mit
zwei Platten gedruckt wird, wovon sich auf einer
die schwarze Zeichnung befindet, während auf der
anderen, einer Tonplatte, Linien ausgeschnitten
werden... solche, die dann weiß bleiben. Dadurch
erscheint dann der schwarze Druck auf dem Ton-
druck wie mit Weiß gehöht. ein interessanter
Effekt, erinnert an eine Tuschezeichnung, nur anders in der Wirkung.
Und, was macht Deine Geschichte, Vera?«

»Man könnte sagen: Die Seiten verselbständigen sich... Merkwürdig, so ein Roman...! Zuerst hast Du vor, nur eine kleine Abhandlung zu schreiben, dann ergibt sich immer mehr... Fluß... der wächst, der schwillt, reißender Strom. Woher kommen all diese Worte? Sie rinnen wie Tinte aus dem Gehirn, laufen und laufen...

Schon überfällt Dich Angst, sie könnten Dich erdrücken. Später liest Du sie, sinnierst: Das waren meine Gedanken, das und das... Und, es ist wie nach einem üblen Streich: Man will es auf einmal nicht mehr gewesen sein. Soll man die Menschen mit diesem Kleinkram nerven? Wie einer sich bewegt, was er trägt, wenn er abends ausgeht, die Art und Weise, wie er sich über eine Flasche Whisky hermacht?«

»Das mußt Du s o g a r! Der Leser will sich begegnen können, imstande sein, gewisse Handlungen nachzuvollziehen. Vergleich' doch: Da ist ein Gedicht: meistens eine knappe Form. Schüttle es, rüttle es, stell' es auf den Kopf... Viele Worte fallen nicht heraus... Verlier' dagegen die Buchstaben eines Romans! Laß sie aus den Manuskripten kippen, aus ihren Sätzen springen, aus Seiten laufen...! Eine Linie, die das ergibt, eine Straße... Wer weiß, wohin...?

Und die D i a l o g e! K i l o m e t e r l a n g e
B ä n d e r...!«

»Außerdem geschieht mir zuwenig in dieser Erzählung. Genau besehen gibt es kaum Höhepunk-
te.«

»Das Gewaltige darin sind D u und i c h!« meint
Gero: »M e h r braucht es n i c h t!«

»Auch fürchte ich, meine Sprache ist zu holprig,
unausgeglichen. Was gäbe ich um eine geschliffe-
ne Wortwahl! ...Kristall der Rede.... Ausdrucksdia-
mant!«

Er stimmt mir zu: »Das wäre schon wichtig! Auch
Bilder sollten glatt sein, im Sinne von ‚glatt ins
Auge gehen'. Womit ich nicht gesagt haben will,
sie müssten sich auf Anhieb begreifbar machen,
aber doch zumindest eine Spur, einen Weg aufdek-
ken, sich in ihnen zu erkennen, Möglichkeit bieten, sich in ihnen zu spiegeln, das sollten sie... Er-
füllten sie auch nur den Hauch der Aufgabe, Bereitschaft zu wecken für ein Verstehen oder wenigstens ein stummes Zwiegespräch, dann ist es gut.
Damit gleichen sie sich den Menschen an, beugen
sie ihre Kraft auf seine Stufe. K u n s t, die sich
herabbegeben muß zum Menschen, so weit über
ihm befindet sie sich. Was nützt uns irdischen
Wesen die ganze Kopflastigkeit, wo uns Phantasie
verläßt, wir Träume nicht mehr nachvollziehen

können. Wir sollten uns einlassen..., b e w u ß t einlassen auf neue R i c h t u n g e n..., auf höhere Ansprechbarkeiten des Geistes.

Hat sich nicht die gefährliche philosophische Richtung des Rationalismus, der die Welt vernunftmäßig für erklärbar hält, genauso als falsch erwiesen, wie, zugegebenermaßen, die einseitig mythisch-bildhafte Weltsicht eines Empirismus, die Erfahrung der Sinne obenanstellend. Vernunft kommt nicht aus ohne die Betonung des Gefühls und all dessen, was den rationellen Verstand übersteigt. Das eine will mit dem anderen ergänzt sein. So jedenfalls hat die Erfahrung gezeigt.«

»Wie aber, Gero... wäre Deiner Ansicht nach Tucholsky's Peter Panter-Zitat zu deuten? Es trägt den Untertitel: Die Bilderausstellung eines Humoristen.

Ich will versuchen, es auswendig wiederzugeben:

*Sie dichten, komponieren, schmieren Papier voll und streiten sich um Richtungen, das muß sein. Sie sind expressionistisch und supranaturalistisch; sie sitzen neben dicken Damen auf

---

*Aus Rowohlt-Taschenbuch Verlag GmbH, Hamburg, Dezember 1954 (Kurt Tucholsky - Panter, Tiger & Co.-) Titel: Die Bilderausstellung eines Humoristen, Peter Panter (1927).

dem Sofa, kriegen plötzlich lyrische Kalbsaugen und sprechen mit geziertem Mündchen, sie sind feige und lassen sich verleugnen oder lügen telefonisch! sie dirigieren Sinfonien und fangen einen kleinen Weltkrieg an, und sie haben für alles eine Terminologie. Welche Aufregung -! Welcher Eifer -! Welcher Trubel -! Horch: sie leben.«

»Ich kenne es!« antwortet mein Freund fast eifrig: »Es nennt sich: Horch, sie leben! wie sein letzter Satz.

So sieht Kunst leider meistens aus, wenn wir sie in unser menschliches, allzu-menschliches Dasein verpflanzen. so z e i g t sie sich zu ihrem eigenen Entsetzen, wenngleich dies nicht ihrem Ambiente entspricht. Sobald sie sich zu uns herabgibt, wie sacht auch immer, schon verliert sich das Gottähnliche, wirkt vieles peinlich und vulgär. Das, was sie nicht sein sollte, nämlich Mittel zur Verherrlichung des Egoismus, Behelf, sich interessant zu machen, bewirkt sie quasi im nebenbei. Warum? Weil die Menschen, zwitterähnliche Wesen, die sie sind, gleichzeitig eine Sache vollziehen um eines gesellschaftlichen Bedürfnisses willen, aus ihr eine Art Prestigedenken zu schöpfen, eine Art geistiges Aushängeschild eigener Macht. So wird

Kunst zum Nutznießer erhoben, aus dem Topf der Einfälle und Ideen kräftig absahnen zu können. Und, liegen diese unbewußten Vorgänge auch in den Anfängen brach, dann nämlich, wenn jemand nur um der Liebe zur Erschaffung willen handelt, können wir getrost sein, daß sich alles andere im Lauf der Zeit von selber einstellt. Sollte die ganze Haltung zur Kunst, das Ihr-Gegenüberstehen nicht dem ehrlichen ureigensten Wesen entspringen... lassen wir lieber die Finger davon, oder, wenn wir sie bereits in Händen halten, lassen wir sie fallen, auch wenn es schmerzen sollte... Mitläufer, Heerdentiere... davon hat sie genug. Sie gilt es nicht, auch noch zu erweitern.

Gutgemeinte Ratschläge, mit denen sie mich beauftragt hat!« Er lächelt: »Die leider niemand befolgt.«

Nach einer Pause fährt er fort:

»Gestern habe ich mir Kandinsky's Buch Punkt und Linie zur Fläche wieder einmal vorgenommen. Darin analysiert er die verschiedenen zeichnerischen Elemente seiner Darstellungen. Er sagt zum Beispiel: ‚Die v e r t i k a l e Linie habe warm zu sein, während die h o r i z o n t a l e den Begriff der Kälte zu erfüllen habe'. Oder auch: ‚Die linke Bildseite zeige die Kräfte nach außen, während die rechte solche verdeutliche, die nach innen streben'.

Du siehst, ohne Technik und Genauigkeit geht es auch bei der abstrakten Malerei nicht, geschweige denn bei der herkömmlichen. Wußtest Du, daß Kandinsky in seinen Anfängen ein begeisterter Anhänger des Jugendstil war? Ursprünglich Jura studiert, beschloß er, unter dem Eindruck einer expressionistischen Gemäldeausstellung in Frankreich, sich künftig ganz der Malerei zu widmen, die ihn seit seiner Kindheit fasziniert und nicht mehr losgelassen hatte.«

»Da sehe ich Parallelen zu Dir, Gero! Dein Vater Bleistiftfabrikant! Und, hast Du es nicht als gehorsamer Nachkömmling eines solchen bereits im Kleinkindalter als Notwendigkeit betrachtet, regelmäßig dicke schwarze Kringel auf Papier zu malen?«

Er lacht: »Im Grund tue ich auch heute nicht anderes! N u r, daß ich Farbe dazugenommen und man mich für diesen Unsinn auch noch bezahlt...!«

»So werde ich Dich wohl so leicht nicht vergessen können!« sage ich augenzwinkernd: »Jeder Bleistift, den ich in Händen halte, der bestimmte Erinnerungen in mir wecken wird!«

»So soll es s e i n...! L e i d e n s c h a f t e n, schwer vergänglich und unberührbar wie ein jungfräulicher Fels irgendwo in unzugänglichem Meer. Versprich mir, Vera, daß du die Stifte immer ordentlich spitzen wirst! Sonst taugen sie nichts!«

Daß Du Dich in einem Bild erleben kannst, seine Farbe zu trinken, Dich aus ihm zu ernähren, Dich zu sonnen in seinem Glanz... oder Schatten wahrzunehmen befähigt bist, dem Dunkel seiner Farben. Dich schließlich, wo Dich seine Mitte trifft, beleuchten kannst, entdecken, vorausgesetzt, Du findest eine Öffnung in Dir, die dies ermöglicht, diese Begegnung, diese Bekanntschaft zuläßt.

M a l e r! Eure Reisen lassen mich die Kämpfe ahnen der Seelen, die Würgegriffe des Universums. So, wie wir uns alles mit Vertrauen zu erarbeiten haben, hebt ihr ab, im Vertrauen darauf, aufgefangen zu werden. Die große Barriere auf dem Flug. I h r seid sie selbst. E u c h habt ihr zu überwinden. F a r b e, I n t u i t i o n e n... Freifahrtsscheine für nichterprobtes Fallen...

Vera, Du hast mich entschärft, dem Abgrund die Tiefe genommen, mir an Höhe zugegeben und Weitblick. Ob Du mir geholfen hast, deutlicher über den Berg zu kommen? Ich bezweifle es: Das werden wir wohl nie erreichen.

Und doch: Deine Brunnenaugen, Teil von mir! Woraus soll ich Wasser schöpfen, wenn nicht aus i h n e n?! S o werde ich eines Tages in Berlin vor Deiner Tür stehen, um mit Dir zu l e b e n. Vielleicht, Dich zurückzuholen, zu heiraten...

Klingt so die samtene Stille eines aneinandergeschmiegten Nachmittages? Ist sie es wirklich?

»Hätten wir ein Auto, wir könnten wunderschöne Fahrten für uns beide entwerfen!« meine Stimme in einen trunkenen Abend hinein: »D u und i c h, wir würden verschmelzen zu einer einzigen großen Reise. Die Wirklichkeit bliese an uns vorüber.«

»Ein Auto will ich mir nicht leisten, vermag ich doch den Geruch von Teer und Benzin nicht zu ertragen... Aber...: Es gibt Kirschen auf dem Markt! Saftige, dunkelrote! Kommst Du, Vera?«

Wer könnte ihm widerstehen.

»Der Tag heute hat etwas Lauschendes! Spürst Du es, Gero? Er ist wie ein Gesicht.«

»Er zeigt Dein eigenes Gesicht. Folglich hast Du selbst etwas Lauschendes heute. Tage sind meist so, wie wir selbst. Er erzählt: An einem sonnigen Oktobermorgen vor ein paar Jahren dachte ich mir: Dieser Tag ist verrückt. Er will mich umbringen, mich und die Bilder. Ich fühlte, daß ich im Begriff war, mir einen Revolver zu kaufen. Dieser Wunsch war so drängend, daß ich nichts anderes mehr denken konnte, nichts mehr wahrnehmen, außerhalb. Die Leinwände zu durchlöchern hatte ich vor, sie zu zerfetzen, mit Kugeln zu zersieben.«

»Und dann, Dich selbst!« werfe ich ein.

»So muß es wohl gewesen sein!« fährt er fort: »Stell' Dir vor: Ich befinde mich plötzlich vor einem Waffengeschäft im Zentrum der Stadt, einem glatten gefährlichen Schaufenster, gehe dort auf und ab, mir die glänzenden aufdringlich lächelnden Geschütze zu betrachten, weiß um Kugel und Blei, deren pfeifendes Geräusch.

Erst, als ein bezauberndes Mädchen mit nicht zu dünnen Storchenbeinen auf mich zugeht, mich um Kleingeld zu bitten für irgendeine naheliegende Telefonzelle, merke ich, daß der Tag ansich ganz normal, nur die kleine fixe Idee, in meinem Kopf geboren, großgeworden, in meiner Einbildung eingenistet, war es nicht. Ich lasse also daraufhin meine Todeswünsche fallen, um mit eben diesem Mädchen einen Café zu nehmen, einen Braunen mit viel Sahne... was mir das Leben gerettet hat. Ob es mich wirklich vor einer Dummheit bewahrt hat, weiß ich nicht. Ebenso könnte die Entscheidung für ein Weiterleben eine solche bedeuten...«

»Zumindest wurde die Welt vor einem großen Verlust geschützt«, kann ich nicht umhin, der Beichte lächelnd hinzuzufügen.

»Ein G e f a n g e n e r bin ich, meiner B i l d e r! Nutze die Zeit gut, V e r a, die für Dich b l e i b t! Nicht viel, was übrig unterm Strich, aber, ich weiß, das nimmt Dir nichts! D i r kann man nichts nehmen!« festzustellen: »Ich kann Dich in meinen Träumen momentan nicht finden!«

»Du mußt nicht so wild nach mir suchen! Das verkrampft!«

»Ich suchte so lange nach D i r! V e r a...! V e r a...!«

Elsas Mund, wie eine Auster auf dem Gesicht,
Hände, die wie feingestärkte Seide...

Aus einem Traum:

Ich laufe mit Gero über eine Wiese... Große grüne
Wundermatte. Stolpere. Er fängt mich mit seinen
Armen auf, trägt mich weiter, läuft mit mir, bis mir
schwindelig wird. Gefühl wie auf Watte...

Da taucht mit einem Mal Elsa vor uns auf. Ihr
Mund: schmal, das Haar zu lang. Sie tritt ständig
darauf. Dabei zeigt sie auf ihre Armbanduhr: Aufwachen! fordert sie: Wacht doch auf!

Ich weiß nicht einmal, ob ich das möchte! antworte ich mir: Gero lieben, in seinen starken Armen einschlafen, seine Augen küssen, die Hände …Aber ihn heiraten? Daran habe ich wirklich nicht gedacht …

Ließ mich über Elsa nicht allzuviel wissen, machte nicht den Fehler, Hintergründe zu beleuchten, nicht die ihres Verhaltens, nicht die ihrer Person. Akzeptierte, daß es sie gibt, sie für Gero verfügbar. Er lobt mich tolerant. Was sie im übrigen tut? Vermutlich studiert sie irgendetwas. Aber das tun ja die meisten, ist also nichts Besonderes!

Zugegeben: Ich könnte noch Josefine auftauchen lassen, ebenso langbeiniges wie verführerisches Etwas mit schwarzem Haar, pflanzenhafter Figur, scheuen Bewegungen... Doch, wie ich befürchte, Gero wird aus Elsa gelernt haben, ob zu seinem Vorteil oder nicht, sich jedenfalls so schnell nicht wieder einer vernunftlosen Leidenschaft unterwerfen. Lassen wir diese ohnehin zu magere Josefine und damit Gero, zumindest vorübergehend, was eine Dreifachliason betrifft, in Frieden.

Lieber seine Stimme, die…! Wie klang sie nur?: Vera, ich fange an zu träumen! Vera, das Licht!

Komm, laß es uns fangen! Geh' nicht fort, Liebste!
Nicht jetzt, wo es am schönsten ist!
Gerade jetzt, Gero, weil es am schönsten!

Vera, hör' Dir mein Herbstgedicht an:

Dir und mir säumen Blätter den Weg,

> *der im Sommer voll Staub.*

Ist es der Abschied, der es Dir ermöglicht, mich so zu lieben?

Du selbst bist es! Nichts sonst!

Montag abend, halb acht: Ein aufgeregter Gero am Telefon mit ungewohnter Stimme: »Nimm Dir einen Stuhl, Vera und setz Dich!

Bitte!« vergißt er nicht, hinzuzufügen.

Längere Pause...

Etwas zu scharf, etwas zu hastig fährt sein Atem fort: »Elsa wollte sich umbringen!«

Tanzt der Raum? Nein. Eine Täuschung.

Die Wahrnehmung steht schon wieder still.

»Wir waren verabredet«, sagt der Apparat in das Zimmer hinein: »Ein Vorhaben, das entdeckt werden wollte! Sie wußte, das ich sie finden würde! Sie wußte es!« Stockend erklärt er es, erklärt es mir, erklärt es sich selbst.

»Und jetzt?« frage ich blaß.

Er nennt den Namen eines Krankenhauses: »Man hat ihr den Magen ausgepumpt! Sie ist noch nicht ganz bei Bewußtsein! Lebensgefahr besteht keine mehr... hat man mir versichert! Im übrigen: Eines der leichtesten Schlafmittel! Aber die Menge, Vera! Die Menge! Verstehst Du, Vera?! Verstehst Du mich?«

»Ja.«

»Ich wollte mit ihr reden an diesem verfluchten Nachmittag!« fährt er fort: »Es geschah um...«

»eine Art Schlusspunkt zu setzen«, ergänze ich unwillkürlich. (Gleich darauf tut es mir leid!)

Er ist ebenso aufrichtig: »Ja.« Weiter: »Wir müssen sofort zu ihr, Vera!« Er nennt einen Treffpunkt auf halbem Weg.

...Stille...

Er hat aufgehängt.

Elsa:

Gero, was schaust Du mich so an? Mein Rock ist verrutscht? Hochgeschoben? Na und?
Als hättest Du eine Gräte verschluckt heute Nachmittag! Was offenbare ich Dir?
Eine kleine lebendige T o t e! Eine tote L e b e n - d i g e! Die Tablettenmenge wohldosiert: Zum Leben zu viel, zum Sterben zu gering.
E n d l i c h bin ich beeindruckend für Dich! Ich habe es mir so sehr gewünscht! Wenigstens einmal wollte ich Dir wichtig sein! Wollte ich Dich überraschen! Wenigstens einmal von Dir ernstgenommen werden!

Wie nervös Du jetzt Vorkehrungen treffen wirst! Wie Deine Hände flattern werden, wenn sie die Nummer der Polizei suchen! Wo ist sie nur? Was, Du findest sie nicht?! Ich bitte Dich! Sie ist doch jedem geläufig! Drei kleine unscheinbare Zahlen! Aber, vergiß über alledem nicht den Arzt! Er wäre wichtiger! Ich bin noch nicht tot!
Wie schlecht Du den Puls fühlst! Na endlich! Wo bleibt Deine Gelassenheit, mein Freund?!

Sicher. Du hast nicht ganz unrecht, Elsa...!

Dieses Leben: ein einziger Unfall. Nicht einmal ein Unglück. Das klänge zu sehr nach Werbung. Und, wer würde schon ein Shampoo anpreisen, von dem man weiß, daß einem nach Gebrauch das Haar ausfallen wird...

Das heißt nicht, daß wir die Theologen als verrückt bezeichnen wollen, aber, laß uns das Leben mal ganz nüchtern betrachten, völlig entkleidet. Nehmen wir es einmal her ohne die Stütze einer Religion, ohne die teilweise, man möge mir verzeihen, einlullenden Erwartungen von Kunst und Liebe...

Was bleibt? Was blieb Dir, Elsa?

Dieses verdammte Hungergefühl im Bauch, wenn ein neuer Morgen aufstieg, und Du nicht wußtest, wohin damit. Sich Dir Sonne entgegenstreckte, nur ihre eigenen Bedürfnisse kitzelnd. Dieses verdammte Aufwachen nach einem schal verbrachten Abend, sich der Müdigkeit, des Überdrusses von seiten des Geliebten bewußt, dessen Stimme vielleicht, dessen Augen, dessen Hände nicht lügen können. Und wenn! Dann nicht mehr...

Dazu der Anblick vergilbter Gardinen im einfach möbilierten Zimmer. Wie sieht es aus mit dem Etat mittelloser Studenten?

Hättest Du Dir wenigstens sein Lächeln kaufen können! Aber so! Du warst sie so müde, diese Nächten des Wartens auf einen vergrauten bläßlichen Tod. Deinen Kopf auf seine Schultern legen, Geros Schulter, wolltest Du, mit ihm gemeinsam die Reise anzutreten, wenn auch nur die erste beste Station...

Dabei hast Du vergessen, Elsa: Deine Augen tragen noch nicht den Stempel des Vollendeten, noch keiner, der befugt wäre, ihre Trauer auszulöschen. Deshalb mußte der Versuch, das zu tun, geradezu zwangsläufig scheitern. Dein Mund, obwohl schwerverletzt, immer noch zur Öffnung bereit. Dem Leben Geschmack abzugewinnen, ist er es ihm nicht schuldig?

Natürlich: Die Liebe, die seiner Vergangenheit das Fürchten gelehrt! Liebe, vergleichbar einem Schuh mit billigem Absatz. Feststeht, man sollte ihn zum Schuster bringen, zwingende Notwendigkeit. Aber keiner, dem eine vernünftige Reparatur gelänge.

Machbarer Traum ist sie wohl nicht. Eher gehört sie zum Ungefähren, Unerledigten. Greifbar auch nicht. Alles in allem widersprüchliches Phänomen. *Trapez ohne Absicherung, eine Art Wissen um Verlorengehen ohne die Kraft, es gültig verhindern zu können. Eines von den Leiden, die man sich ersparen sollte, bräche es nicht völlig ungerufen, meist in Form eines unabwendbaren Zufalls über uns herein. Irgendjemand hat einmal gesagt: Die Liebe ist eine Naturkatastrophe, die uns sintflutartig und ohne Vorwarnung überfällt.*

Das Schlimmste daran: Man liebt oder tut es nicht. So banal das klingen mag: Dazwischen kaum eine Möglichkeit. Nicht schwer, sich vorzustellen, wie groß die Gefahr ist, vergleichbar der Ziehung in einer Lotterie, von einer Niete überrascht zu werden. Trostpreise auf diesem Gebiet sind äußerst selten, und wenn, dann kurzlebig und nichts als peinliche Beklommenheit verursachend, dem Spender wie dem Empfänger.

*Deine Kleider, Elsa! Das Rote will ihm zu auf-
dringlich sein, das Gestreifte gar erregt in ihm
Verachtung besonderer Art. Ihre breiten lackleder-
nen Gürtel sind ihm zu gewichtig. Deine Abbildun-
gen in den Modeblättern, er hat sie nicht vergessen, sie in sich aufnotiert, Dein Gesicht aus dem
Papier geschnitten, Deine Beine mit einem Reiß-
nagel an der Wand befestigt bis zum Überdruß.
Dein Schlanksein, das er jetzt Magerkeit nennt,
seine Biegsamkeit besessen, die Fesseln Deiner
Füße vergleicht er mit Stricken.*

*Er habe einen Blick in Deine Tasche geworfen. Auf
völlig legale Art, wie er versichert. Du hättest ihn
gebeten, ihm ein Taschentuch, einen Lippenstift zu
reichen, den bräunlichen, der Deinen Mund so un-
ergründlich formt. Beides bräuchtest Du wie ein
Kleinkind die Flasche. Er suchte ein bißchen
herum, wollte nicht gleich finden, einigermaßen
verblüfft über den Inhalt des Kosmetikfachs. Soviel Verschönerungshilfen habe er Dir gar nicht
zugetraut.*

*Eine Bleichcreme für Sommersprossen will ihm
besonders auffallen. Stellt sich Deine zarte weiße
Haut vor, über und über bedeckt mit kleinen
orangeroten Pünktchen. Dazu das viele rote, fast
kupferfarbene Haar...: brennender Vorhang. Dieses endlose R o t... K a r m i n... Z i n n o b e r...
S c h a r l a c h... Es will ihm nicht gelingen.*

Ich muß ein Gesicht betrachten können wie ein Bild! sagte er einmal: Berge, die erkennbar sein sollten, Flußlandschaften, dazwischen eine gewisse Harmonie der Flächen. Wichtig: mich in ihm wiederfinden zu können, mich in ihm zu entdecken dann ist es gut.

Weiter: Dein Leben, Elsa... es wirke verschlissen. Zerrissener Faden, gequältes Garn... Er solle es wieder in Ordnung bringen, Deinem Wunsche gemäß. Er sei aber nicht der Typ, der ein schrottreifes Auto instandzusetzen imstande. Gerostete Benzinkiste, auf daß sie wieder laufe.

Deine Art, zu leben erinnere ihn an ein Stück Gummi, unbehutsam am Tag zerrend, sich seines Ausgeliefertseins zwar bewußt, aber nicht in der Lage, es von sich aus zu beheben.

Keine zündende Idee deinerseits, die selbstmörderischen Wurzeln der Leere zu vertreiben, ihre Saugkraft loszuwerden. Er, Gero, hätte Dir Anstöße liefern sollen, aber er ist keiner, der anderen Wege vorgibt. Eher Fertiges, das er erwartet, Ausgereiftes.

Mit Vorliebe zitiert er Oscar Wilde:

> **Das einzig Furchtbare auf der Welt ist die Langeweile. Das ist die einzige Sünde, für die es keine Vergeltung gibt.*

---

* Aus dem Roman Das Bildnis des Dorian Gray von Oscar Wilde

Über ‚Erkenntnisse!' sagt Gero: »Wozu brauchen wir Erkenntnisse? Haben wir sie w i r k l i c h nötig? Genügt nicht die Welt wie sie daliegt... daß sie besteht... wie wir uns in ihr ausnehmen? Gerade soviel«, fährt er (im übrigen: ernsthaft!) fort: ...»gerade soviel von der kommerziell-materiellen Weltsicht mitnehmen, daß es uns nicht befreit vom Tiefgang, aber auch nicht so wenig, daß wir an unserer eigenen Armseligkeit, sprich: (Be-) Dürftigkeit verzweifeln. Das rechte Maß! Hier bewährt es sich!«

Über ‚die Religion':
»G l a u b e n oder n i c h t! Ich persönlich halte mich an meine ausgesuchte Möglichkeit, einmal daran festzuhalten, ein andermal, es nicht zu tun. Eine besonders feige Variante, zugegeben, eine auch, an die sich nun mal die meisten halten. Leider! Du weißt, die Anschauungen der Masse zu teilen, liegt mir nicht.

Nichtsdestotrotz: Ich bin so frei, mit dem Glauben umzugehen wie mit der Liebe: Wenn es mich nach ihm verlangt, nehme ich ihn mir, wenn nicht, weise ich ihn zurück! Ich kann mich nun mal niemandem verschreiben, weder Gott noch dem Teufel!

Mein heiliger Respekt zur Kirche äußert sich inso-
fern, als ich größten Abstand zu ihr halte. Erscheinen mir doch diese betulich schwarzen Kutten, die
so zweifelsfrei ihr Hinterher verheißen, zuweilen
nicht besser als ein schlechter Scherz.

Natürlich, die Kunst, die sich hinter den Mauern
der historischen Kirchen versammelt... Denk' an
das Fresko eines Boticelli in der Kirche Ognissan-
ti zu Florenz, den hl. Antonius darstellend! Oder,
schau Dir das Byzantinische Mosaik im Dom von
Cefalù an, eines..., das Christus als Weltherrscher
zeigt! Davor freilich verneige ich mich. Oder,
denk' nur an die Klöster...! Welche kulturellen
Schätze sie beherbergen...!

Auch sollst Du mich nicht falsch verstehen, Vera!
Weder bin ich ein Nihilist noch ein Atheist! Doch
bin ich eben nicht gerade, was man unter einem
Apologeten versteht, kein zweiter Chateaubriand
also.
Zur Frage der Lust sage ich mir: Wenn schon alles
nur geliehen, so will ich so frei sein, mir den Körper der Leidenschaften zu sichern, nächtens auf
ihnen herumzuspielen wie auf einem gutgestimm-
ten Klavier.«

An Balkonen noch die Cobaea. Glockenähnliche Blüte... Frauenmantel, Zyperngras auf Wiesen... An Hecken, Zäunen...: die gefleckte Taubnessel.

Am Trottoir, den Straßen entlang, graunasige ausgemergelte Gestalten, tellergroße Schiebermützen in die Stirn gezogen, verquollene Augen bedeckend, halbverzehrt von Dunkelheit, und doch noch einmal hinausgestoßen, wie es scheint, in ein allzu grelles Licht. Schlotternde Jeans wagen weithalsige viel zu federnde Schritte, kaum Fuß gefaßt im Heute, Furchen im Moderpullover, Igelstoppeln auf gelbsichtiger Haut.

Daneben Autos, die sich über die Straße falten, der grauhaarigen... ein gewundener stinkender Fächer... Die dicken Eichen, im Stamm Curare... geschichtsträchtig und zeitschwanger zugleich, deren Entbindung die letzte sein dürfte, die ein Ausweiden sein wird, so oder so.

Eine S o n n e, die nichts mehr sehen will von alledem, sich konsequent hinter Wolken hält, eine andere, schon bereit mit i h r zu sein, die N a c h t.

Krankenhaus

Über Elsa's Bett ein Monet, ein Klee.
Die Wand trägt Risse. Kein Gleichklang der Gemälde in Stil und Farbe. Den Betrachter fröstelt.

»Ich kann die Bettwäsche nicht mehr riechen!«
Elsa's kleine ausgedünnte Stimme, die aus dem
Kopfkissen läuft, dem viel zu großen, aufgebauschten, aufgeplusterten, einem, das ihr Gesicht
zerdrückt.

»Sie waschen sie mit einem Desinfektionsmittel!
Was für ein abscheulicher Geschmack!«
(‚Abscheulich' wird künftig Elsa's liebstes Wort!)

»Gero, würdest Du bitte das Fenster öffnen?«
Gehorsam steht er auf... gehorsam... ihrem Wunsche nachzukommen.
W o h l e r z o g e n e s   K i n d. Schwarzer Haarballen, breite Schulter, Herkules-Child. Die Mine
wohlerzogen, die Haltung...

»Gibt man Dir wenigstens ordentlich zu essen?«
erkundigt er sich mütterlich, nachdem er wieder
Platz genommen.

»Es gibt zu oft Huhn!« klagt Elsa: »Dieses weiche
wabbrige Fleisch! Dieses Kaulquappenessen! Ich
hasse es!«

Mein Blick bleibt am Monet hängen... Eine Impression. Klatschmohn betitelt.

Ein Feld in lichtem Blaugrün tut sich auf, anscheinend großer Hitze ausgesetzt. Roter Mohn dazwischen..., roter Mohn... wie eingestreut einem satten Meer... Frau mit Strohhut und Sonnenschirm, Kind an der Hand, bahnt sich einen Weg zwischendurch. Große, und doch eher grazil wirkende Frau. Erdbraunes Haar...

Etwas weiter hinten Wiederholung der Szene. Vier Personen also in weiter wogender Landschaft aus Himmel und Korn. Irgendwo in Südfrankreich vielleicht. Wolken gibt es da, aber auch klare blaue Fläche. Soviel Blausein, daß es Hitze verspricht, die ein Hineingehen verlangt, den satten Geruch zu spüren fertiger Ähren, das Kratzen wahrzunehmen von Halmen an den Beinen, die Gegenwart des Kindes zu spüren.

Als ich zurückkomme, hat Elsa Geros Hand ergriffen, oder er die ihre. Als handele es sich um einen Rettungsring, einen festen, großen, hält sie diese Hand: krampfhaft, ängstlich... Ihr Blick saugt sich an ihrer Breite fest, ihr kleiner Mund, ein wenig zu tierisch, sinnlich-aufgebläht in jedem Fall, nichts anderes mehr wahrnehmend...

Seine Hand und s i e Elsa, die nichts mehr hört, sieht, sonst... Meine Gegenwart scheint sie nicht zu brauchen, nicht zu wollen.

Ich gehe.

Zuhause lasse ich ein paar Minuten lang eiskaltes Wasser über mein Gesicht laufen, die Handrücken die Pulsadern an den Armen. Das habe ich verdient nach dem langen Aufenthalt in den französischen Feldern.

Danach esse ich ein Zwiebelbrot. Vera ißt Zwiebeln. Was nehme ich mir heraus? Was werde ich tun, den Geschmack zu neutralisieren?

Kann mit mir lächeln.

Unser Boot, Dreifach-Kanu, das wir steuerten: wir sind nicht gekentert und doch, ein Platz ist leer. Elsa, die ertrunken ist, Elsa über Bord gegangen... Wir haben nichts getan. Nicht mit Blicken, nicht mit Worten, nicht, wie immer man es zu benennen pflegt.

Das türkisfarbene Meer. Der Ozean seiner Augen... Sie hat im türkisfarbenen Meer das Gleichgewicht verloren, sich in seine Fluten reißen lassen. Und wie das Meer ihr antwortete, wie es packte, schäumte, geiferte, riß... wie die wilden

Wellen tanzten. Dieses blaue Grab läßt so schnell keine los. Seiner Oberfläche sieht man nichts an. Glatt wie immer: glatt und bedeutungslos. Keine Spur eines bestandenen Kampfes. Unbelegbar. Seine Stärke siegt im Stillen.

Weder Elsas Tod noch ihr Leben können ihr bei Gero weiterhelfen. Schatten, zu dem sie sich meißeln ließ, Schatten, den er längst ins Vergessen gelegt, wie man weiß... Sein Meer liebt die mutigen Schwimmerinnen, trägt d i e, die es zu teilen verstehen mit sportlichen langen Armen, tatbereiten Zügen. Ihnen, nur ihnen wird es das Ufer überlassen.

Du hast mir gezeigt, daß ich eine Schwimmerin bin, Gero, eine d i e... waghalsig bin ich, Zwiebelbrote zwischen den Zähnen, flatterndes Haar. Ich warte, daß du kommst!

Paul Cézannes Grafik: Drei Schädel.
   Totenköpfe sind das, hohlwangige Totenköpfe,
      wenige Jahre gemalt vor seinem Tod.

* Wir drei: Komödie von Molière.

Die Farben der Natur: Amethyst (Lila), Topas (Rosé), Malachit (Grün), Kunzit (Wassergrün, durchscheinend), Hyazinth (Braun), Rosenquarz (Rosa), Aquamarin (Hellblau, Wasserblau), Lapislazuli (Blau).

»Gero, ich lese und schreibe zuviel. Meine Augen schmerzen. Kaum eine Nacht, in der ich schlafe.«

»So bleib eine Weile hier. Laß mich für Erholung sorgen... und die Papiere vergilben.«

Dieses Leben! Es verläuft sich so. Manchmal weiß ich nicht, ob ich die Tage direkt leben möchte, aus ihnen zu atmen, sie zu genießen, auch ihr Unglück entgegenzunehmen, oder ob ich sie nicht einfach leben will ohne ihr Anliegen näher in Betracht zu ziehen, sodaß ich sie, während ich sie beginne bereits wieder beendet sehen mag.

Vielleicht lebt es sich besser mit der Rückschau: sich zu sagen, das und das habe ich gemacht, bewirkt, in Bewegung gesetzt oder auch nicht. Dem Resümée von Tagen mit gleichzeitiger Hoffnung auf ein Neues.

Dazu ist es nötig, von Zeit zu Zeit stehenzubleiben, Ereignisse sich näher zu betrachten, Vorübergelaufenes zu sieben, zu filtern... Das verlangt, sich der Eile nicht anzupassen, nicht zu erfrieren hinter deren augenscheinlicher Gewichtigkeit. Scharfes Zupacken erfordert es dem Nacken B e w e g l i c h - k e i t... ihn zu lockern, zu schütteln.

Was tun, Gero, wenn man eine Frau mit ganz normalen weiblichen Bedürfnissen, denen, sich zu kämmen, sich zu pflegen... und auch denen, dem Körper nötige narzißtische Aufmerksamkeit zu schenken? Wie sich verhalten... lauert einem fortwährend ein sehnsüchtig-verrückter Halbfranzose an der Wohnungstüre auf, einen aus soeben phantasievoll zurechtgelegten Erzählabenteuern zu reißen? Chamäleon müßte man sein, Charakter und Farbe wechseln zu können nach Laune und Bedarf!

»Wie Du weißt, Liebster, sollte die Handlung eines Buches wie ein Fluß sein, aber einer, der angenehm im Strom: nicht zu reißend, nicht zu lau.

Was, wenn der Autor zwischendurch immer wieder genötigt ist, sich ans Ufer zu träumen, anderen Leidenschaften zu frönen? Ist so eine Sache nicht von vornherein zum Scheitern verurteilt?«

Bei den letzten Sätzen habe ich die Arme um ihn gelegt. Natürlich stimmt er mir zu, und wie er mir recht gibt:

»Kann man alles gelten lassen, kleine Analytikerin! Aber ich denk ja gar nicht daran, Dich mit meiner Unperson zu verschonen. Offen gesagt ist es mir völlig gleichgültig, ob Deine geistigen Inkompatibilitäten oder gleichwie die sonstigen gehirnlichen Ergüsse der Nachwelt erhalten bleiben oder nicht. Hauptsache, ich für meinen Teil komme dabei nicht zu kurz! Genüßlich schmunzelnd fährt er fort: Zudem weiß ich, daß Du Kräfte besitzt, Kräfte genug, Dein seelisches Imperium mit mir zu teilen! Du bist stark!«

»Was ich meinen will!... ‚Mittelalterliche Hexe'!« stimme ich zu: »N u r, daß sich der Scheiterhaufen, den man zu meinem Urteil bestimmt, nicht entzünden ließ. Gebanntes Stroh... Erfolglos die Versuche, mich zu verbrennen.«

»So schlecht fängst Du Feuer?! Da kann ich ja von Glück sagen, daß es bei mir geklappt hat!«

* Ein- und dasselbe offenbart sich
in den Dingen, als Lebendes und Totes,
Waches und Schlafendes, Junges und
Altes.

...

Heraklit

Sagt man Herbst oder tragen Blätter braune Trauer wie es sich gehört, sich in schamlosen Gelbschattierungen in den Boden zu graben? Zuweilen, daß sie ihr Rot aus Büschen am Wegrand zu feuern pflegen, darauf wartend, von Nebel und Nässe gemahlen zu werden, gedünstet. Braune modrigwäßrige Brühe. Geruch nach Eicheln, weichgekochten Tannenzapfen. Über abgeräumten Äckern Verwesungsdämpfe... Zusammenspiel noch von Wärme und Wind, doch Kälte schon, die sich das neue Morgen aufkauft, die dicken pelzartigen Mittage beiseiteschiebend, einfach verdrängend... Da sind Häuser, die die Sehnsucht aufgegeben, von der Hitze verschlungen zu werden, in deren Bauch zu verschwinden, dem eines mächtig aufgeblähten Wals, glattkörprig und zäh, ihren eigenen fremdartigen Geschicken zu entrinnen, deren unvollendeter Abmachung...

Drängendes Sterben also um uns herum. Mein Weggehen, das dazugehören will, seinen Deckel lüftet, mit ihm ins Grab zu steigen. Gero faßt es nicht. Hat es aufgehoben für den e i n e n Tag, der mit Tränen endet oder auch nicht. . . . A b s c h i e d . . . In die verlorene Ecke seines Bewußtseins gestellt,

trommelt er nervös auf dessen Hinterlist. Häm-
mernde Fingerspitzen auf die weiche Kante ver-
schwiegener Couch...

»Kennst Du das Zerschossene Haus von Otto
Dix?«

»Otto Dix?« murmele ich schläfrig, meine Beine
wie ein Igel einziehend, zusammenrollend.

»Du gähnst der Kunst entgegen!« mahnt er:
»Dazu ist sie zu wertvoll! Hör' zu, Vera! Dieses
Gemälde! Ich bin es s e l b s t! Als sei ich von
vorgehaltenen Waffen umzingelt, wohin ich auch
blicke! Pistolenmündungen, die auf mich zielen.
Meine Träume von Elsa's rotem Haar, sie rinnen
dunkel so wie Blut, Gesicht und Lippen: eine einzi-
ge große Wunde. Wunde, die nach mir schnappt:
...Muschel... Vagina... Spalte... Eine F a l l e! Hält
mich gefangen! Versuch' ich, zu entkommen! Es
geht nicht!
Hörst Du, Vera?! Sie läßt mich nicht weg!«

Wie auch immer: Elsa liegt unter Blumen. Bleich das kleine Gesicht, viel zu dürftig, ein wenig benommen. Gero's Rosen, die duften, üppig riechen, cremefarbenes Zimmer, das ihren Geruch atmet, ihn nicht mehr freigibt. Schwerer Mantel aus gelben Kelchen. Auf einem Tischchen: grau turmförmig, einem zierlichen neben Elsa's Bett, das eine Servierplatte bereithält...: Briefpapier, Kugelschreiber, Taschentücher und andere persönliche Habseligkeiten sowie eine Spuckschale für alle Fälle... Auf dem Tischchen auch mein Strauß aus Margariten, höflich die Rosen in ihrer Farbe ergänzend, Margariten, die sich recken, strecken in ihrer Vase, M u t z u s p r e c h e r, freundlich durchaus in ihrer Gesinnung.

Elsa ist nicht tot.
Sie schläft nur.
Lächelt auch schon, als sie die Augen aufschlägt. Wenn sie nur Gero erblickt, wenn sie nur Gero bemerkt... Ihr Gesicht hat den Kampf ausgestanden, die Lüge L e b e n hat es zurück. Kann man dieses Dasein versteigern, um es dann mit einem höheren Einsatz wieder zu erlangen?
Noch ist sie stumm. Wohlweislich stumm.

Läßt sich von der Lüge antworten, daß er sie liebt. Natürlich... Es wird alles weitergehen... A l l e s...

Elsa wird es glauben, ein notwendiger Glaube, der allen Zweifeln fernzubleiben hat, weil ihr I c h ihn dazu zwingt.

Vorerst nur, daß die Rothaarige spürt, daß ihre kleinen Füße unter der Bettdecke, s i e, die schon totgeglaubten... wieder munter werden, worauf sie ihren Retter anlächelt, der sich da eingefunden hat am Ende jenes viel zu sterilen Geruchs... arger, viel zu harmloser Prinz... Dornröschen in Ketten... Sehnsucht hinter Hecken... Er und die Lüge winken zurück. Anstandshalber, faltenlos.

Da bin ich, V e r a..., auf der anderen Seite des Traums..., i c h, die sich in angemessener Entfernung, wohlweislicher Entfernung zu den beiden aufhält, ihnen zuzublicken, zuzuwinken vielleicht... etwas ungnädig, ein bißchen ungeduldig, fast schon erhaben.

Noch dazu hat die Sonne mein Anliegen braungeröstet und das ihre vertieft. So ausgerüstet, daß ich mich lieber den Fallen des Alltags stelle. Lederne Haut, soviel wie ein Schutzpanzer, Eisenrüstung, behilflich, mich vor mir selbst zu verteidigen. Im übrigen: eine der schwierigsten Lektionen, die das Leben lehrt: den Angriffen der eigenen Person gewachsen zu sein. Dasein: endloser Hürdenlauf... Staffelkünste... Weh' dem, der nicht sportlich gestylt, die Vorsätze wird er sich brechen schon nach den ersten Hindernissen.

»Gefühlsexhibitionisten«..., sagt Gero: »diese potentiellen Selbstmörder, denen die Entdeckung ihrer Tat wichtiger als die Ausführung.« Weiter, daß er formuliert: »Elsa denkt zuwenig positiv. Das Negative aber ist wie eine Seuche: Hat sie uns einmal erfaßt, breitet sie sich immer weiter aus.

Die meisten Menschen, Vera, leiden an ihrer eigenen Unberechenbarkeit. Wie peinlich! sollten versuchen, erst einmal sich selbst zu erforschen, ergründen, bevor sie sich der undankbaren Aufgabe widmen, sich über Leben, Gefühle anderer herzumachen, sie nach Möglichkeit auch noch im Schnellverfahren zu sezieren.
Auf der einen Seite: Elsa, die glaubte, mich entschlüsseln zu müssen, andererseits: jenes Kästchen, meine Seele, dessen Öffnung keinen Zugang hergibt. Kleine Truhe, tief versenkt, will sich selbst nicht einmal wissen, zuviele Algen darin, schlüpfrig und rüd.«

»Tragisch genug, daß wir unsere Fehler verabscheuen, statt sie zu akzeptieren!«

Er achtet nicht auf meinen Einwurf, fährt fort...: »Riecht Elsa auch nach Äther, Menthol... nach langen kaum überschaubaren Krankenhausgängen, streckt sie auch Wünsche mir entgegen, die ich

längst totgeküßt und abgehakt...
Ich werde mich in der nächsten Zeit wohl verstärkt
um sie kümmern müssen.«

»Noch dazu wirst Du diese Aufgabe alleine über-
nehmen, da ich nicht den Eindruck habe, daß sie
auf meine Anwesenheit großen Wert legt!«

Kleine Schweißperlen treten Gero auf die Stirn,
zum ersten Mal, seit ich ihn kenne.

Gero:

»Es kommt darauf an, warum man beschließt, seinem Leben ein Ende zu setzen. Eines anderen
Menschen wegen? Das ist auf alle Fälle zu verach-
ten!

Hätte ihr wenigstens die Kunst den Willen ge-
lähmt, weiterzugehen...! Hätte ein Fall wie in
Čechov's Drama Ivanov, s i e zur Verzweiflung
getrieben...!

I v a n o v, der von sich selbst sagt:

    *Hören Sie alle zu. Ihnen erklären, was ich bin
    - ehrenhaft oder ein Schurke, klug oder dumm,
    gesund oder ein Psychopath, das werde ich
    nicht. Das begreifen Sie doch nicht. Ich bitte
    Sie nur um eines. Wenn Sie irgendwann ein-
    mal im Leben einem jungen Menschen begeg-
    nen, der feurig ist, aufrichtig, nicht gerade
    dumm, und Sie sehen, daß er liebt, haßt, und
    nicht glaubt, was alle glauben, daß er arbeitet
    und hofft für zehn, daß er gegen Windmühlen-
    flügel kämpft, mit dem Kopf durch die Wand
    will, wenn Sie sehen, daß er sich eine Last
    aufgeladen hat, von der ihm der Rücken
    knackt und die Sehnen sich überdehnen, dann
    sagen Sie ihm: hab es nicht so eilig, deine
    Kraft schon in deiner Jugend zu verausgaben,
    spar sie für dein ganzes Leben auf, berausche

dich an Liebe und Haß, arbeite, brenne vor
Durst, leide errege dich, aber kenne dein Maß,
sonst straft dich das Schicksal einmal grausam! Mit 30 Jahren schon wird der Katzen-
jammer einsetzen, und du wirst alt sein. Mit
schwerem Kopf, mit trägem Herzen, erschöpft, ohne Glauben, ohne Liebe, ohne Ziel
wirst du unter den Menschen umherschleichen
wie ein Schatten und nicht wissen: wer bist
du? Wofür lebst du? Was willst Du? Und dir
wird es so vorkommen, als sei Liebe Unsinn,
Freundlichkeit widerlich süß, als habe Arbeit
keinen Sinn, als seien Gesang und feurige
Reden abgeschmackt und alt. Und wohin du
auch treten wirst, du wirst überall Schwermut,
kalte Langweile, Unlust, Ekel vor dem Leben
verbreiten und wirst unrettbar verloren sein!
Sagen Sie ... daß Sie gesehen haben, wie hier
vor Ihnen ein Mensch gestanden hat, der mit
35 Jahren bereits erschöpft war, enttäuscht, er-
drückt von seinen nichtigen Heldentaten, und
wie er vor Ihren Augen brannte vor Scham,
über seine Schwäche spottete, wie sich sein
Stolz empörte, wie wenig man ihn verstanden
und geliebt hat, wie man ihn beleidigt hat, und
wie dumm er geendet hat. Welche Raserei ihn
würgte!

...

* aus Čechov's Drama Ivanov

Ivanov, der die Ausweglosigkeit seiner Situation mit einer für ihn nunmehr einmaligen spektakulären, und für ihn endlich mutig entschlossenen Tat beendet: Er erschießt sich.

Wie sollte ich Elsa helfen?« resümiert Gero...: »Die L i e b e?

    War für sie ein Irrtum!

       Die N a t u r?

          Zum Sterben verurteilt.

           Die K u n s t?

   Sie hat sie n i e erfaßt!«

Ein Pflaster unter den Füßen, unregelmäßig, holprig gepflanzt, leicht knirschend nach dem Regen, ein Café, das die Menschen eingezogen, aufgesaugt, gähnende Stühle zurücklassend, verlorene Tische wissendem Trottoir... Schauer, die sich auf Bäume gießen... feine, gleißende... Fontänen in irisierenden Farben... Luft pulverisierend mit getränktem Staub... S o n n e, jenen nahtlos wieder-einsammelnd, ihm, wenn es gelingt, zu einem glänzenden Regenbogen verhelfend. Brücke einem Firmament...

Wie es riecht, wenn Menschen sich aneinander-drücken, Atem, Kleidung feucht, Qualm von Erde, Leder, Schweiß... sich auf diese Art und Weise öffnend, sich einer dem anderen überlassend. Wenn farbige Schirme falten sich einem Strand, einem Freibad... S c h i r m e: gepunktet bemustert, gestreift; wo da ein letzter Gast wühlt in seiner ekkigen viel zu großen Badetasche, die er darunter verstaut, schließlich seine Habe zu schultern, eilends zu türmen vor den schwellenden Wolken.

Wie das Brausen und der Regen sich nadelt zu haarfeinen Stichen auf der Haut, zu ungeduldigem unablässigem Pochen in Hals- und Schultergruben, denen, die nicht vom T-Shirt bedeckt. Wie Pfützen sich ausbreiten, Pfützen unter unaufhaltsamem Getrommel auf Regendächer, Pfützen ähnlich breitflächriger großer Wunden, leckend die Zungen, alles bedeckend...

Wie das Gemurmel des Regens uns einnimmt, die letzte Eiligkeit erstarren läßt, die Gleichmäßigkeit seines Rauschens zu unserer eigenen macht.

Aber noch, daß wir nicht sehend genug, andere Verletzungen wahrzunehmen, als die in uns s e l b s t. Noch blind genug, mit jedem Schwall, jedem Guß aus Wolken zu stürzen, einander vor die nassen Füße zu fallen.

»Gero, ich will noch lang nicht sehend werden! Niederknien laß uns, Haut zu beatmen, Haar... s i e, die doppelt durstig nach dem Regen... Nach-dem der Schweiß fortgewaschen, daß sich die Feuchtigkeit entzieht...«

Müßte ich denken, Du hättest die Absicht, die Frauen zu erniedrigen, zu demütigen oder zu quä-len, nicht m e h r, würde mir unser Drei-Personen-Stück aus den Fugen geraten. So aber: Lust am

Leben, die Dich treibt, Spaß am Spiel. Nachvollziehbar: Seiltanz, Traumtour, Schmetterlingsflug. Clown der Sonne, Clown im Schatten; bißchen Flattern, bißchen Segeln, bißchen Tag.

Verlockungen, die Dich wählen lassen, sie, die Dich verführen, ungefragt. Nichts weiter hast Du vor mit uns Frauen, und diese Deine Unbestimmtheit schon wieder befreiend, angenehm erleichternd.

Aus dem V o l l e n in ein V o l l e s... Rücksicht auf andere? Mitleid? Nur mit F a r b e n, die sich in Dir festgefroren. L e u c h t z i e l, das Du ernsthaft auftaust, hier mit dem festen Vorsatz, es würdig und angemessen zu verbrauchen.

Deine Worte: Laß uns gehen, V e r a! Nackte Sohlen auf dem Teer, daß Hitze sich uns in den Körper brennt! Verstärken wird sie sich mit jedem Schritt, und das Gefühl, daß wir noch sind, wird neu erwachen! Oder: Hänge Dich mit gestreckten Armen an eine Stange, mehrere Minuten lang, am besten täglich, und Du spürst, was es heißt: am Leben zu sein! Ansonsten: Lächle wenigstens mit aufrechten Zähnen und übe Dich rechtzeitig in selbstgetreuer Mund-zu-Mund-Beatmung. Eine schwierige Sache, zugegeben, aber lohnend!

»Soviel hast Du zu berichten, daß Du darüber ein Buch schreiben willst? An welchen Leser denkst Du? An Dich selbst?« Er schmunzelt.

»Eher wünschte ich ein klügeres Publikum..., ausgereifteres!«

»Jedenfalls beweist Du Mut. Das ist nicht zu leugnen!«

»Du möchtest also nicht darin blättern? Macht nichts, ich werde ein Opfer finden! Es ist erwiesen, daß ein Buch wie eine Treppe... Hat man einmal ein paar Stufen erklommen, verfolgt man sie schon aus Neugierde weiter, vorausgesetzt, sie sind einigermaßen ansprechend. Was meinst Du? Soll ich Elsa's mißglückten Selbstmordversuch aufnehmen?«

»Das überlasse ich D i r! Aber... wenn Du mich schon fragst: Noch immer lesen die Menschen mit Vorliebe von Leidenschaft und Tod. Genau beleuchtet zwei ausgeleierte Themen, nichtsdestotrotz immer wieder unersättlich, beinahe verschwenderisch aktuell. Obgleich x-mal aufbereitet, daß sie an Wirkung nicht verloren haben, in Gehirne eindringen wie eine Droge, die süchtig macht nach mehr. Tragen wir doch alle das Ideal der Liebe in uns und, vielleicht auch die Sehnsucht nach einem unvergleichlichen Tod. Erfüllen sich die Träume schon nicht im Leben, wenigstens im Sterben sollten sie sich verwirklichen. Wie werden denn die Geschichten der Leidenschaften für gewöhnlich geschrieben?: Der eine liebt. Der andere nicht. Oder zumindest m e h r oder w e n i g e r... Wir fühlen aneinander vorbei...

Was wieder mal beweist, Vera: M a l e r sind poetischer als D i c h t e r! Schriftsteller, meine ich, sind gezwungen, realistischer zu denken; W o r t e, die zu sehr der Vernunft entspringen...

Wie schwer auch sind sie zu vermischen im Gegensatz zur Farbe. Tauscht man Worte aus, schon ergibt sich etwas völlig Verändertes, ist der Sinn verdreht. F a r b e aber: Ein Ineinanderfließen, ein Mischen, ein Übertünchen...? Keiner, der es verübelte. Kaum einer, dem es auffällt, der es bemerkt.«

»Dem stimme ich nicht ganz zu: Man kann doch auch mit Worten vertuschen!«

»Vorübergehend, vielleicht... Für den Kenner aber wird die Wahrheit immer sichtbar sein. Mit jedem Wort bringst Du Dir selbst, anderen, Deine eigene Existenz näher, jedes Wort Spiegel Deiner Seele, Deines Tuns. W o r t e abgeleitet vom T u n, T u n abgeleitet von W o r t e n.

Bereits Heidegger stellte fest:
   *In der Sprache liegt die existenzielle Wahrheit schlechthin. Bäche, Flüsse, die aus uns quellen. Wir sind, was wir sagen, sagen, was wir sind.

Der Worte sind mehr als Farben...«, fährt er fort: »...ihre Ausdrucksmöglichkeiten stärker... Gemeinsam ist Bildern und Büchern, daß, wenn kein echtes Anliegen dahintersteht, die Wirkung so gering ist, als habe man ein Sandkorn in den Wind gestreut.«

»Also kommt es auf die richtige innere Einstellung an. Ohne s i e keine echte Intuition.«

»Davon bin ich überzeugt.«

»Glaubst Du, daß Bilder töten können, Gero?«

»Da bin ich mir sicher. Eine Eigenschaft, die sich mir in etlichen Tagträumen bewiesen hat, mit einer Stärke, die mich zuweilen fliehen läßt, die mich ängstigt. Sie sind imstande, ihren eigenen Ernährer zu morden, den sie eigentlich Erschaffenden. Rauben ihm den Schlaf, stülpen ihm ihre weiße Leinwandhaut über den Atem, bis seine Schreie verstummen. Ich denke, sie werden es fertigbringen, mich im Laufe der Zeit zu erwürgen. Schon spüre ich ihre satten Finger um den Hals, und ich will ihnen nicht einmal entgegentreten, sie von diesem Vorhaben abzuhalten. Was sie mir vermitteln, ich in ihnen fühle, die einzige Art zu leben für mich, wenn, vielleicht auch nicht die beste.«

»Ob sie den Betrachter töten können?« will ich wissen.

»M ö g l i c h... wenn er sich ihnen verwandt fühlt, ein Gleichdenkender, dem das einmalige Erlebnis des Verstehens gelingt. Die Bereitschaft, sich wiederzufinden... liegt sie nicht oder nur in geringem Maße vor, daß wir uns umdrehen, davongehen, unberührt. Nehmen wir ein Gemälde mit nachhause, hat es uns sicher schon erfaßt, aber erst, wenn Du es abhängen mußt, wegstellen, abdecken womöglich, weil es empfindlich Deinen Tagesablauf stört, hast Du es ein wenig begriffen.«

»Wie ist es mit einem Buch, Gero? Davon wenden wir uns nicht so einfach ab. Leichter erschwinglich, nicht so schwer zu transportieren, für gewöhnlich nicht zu teuer. Eigenschaften, die man nicht unterschätzen sollte. Schon die Art, es zu erringen, eine einfachere... Anschließend hat es die beinahe unangenehme Eigenschaft, auf einem Nachttisch zu liegen, eingeklemmt von jenen Stunden, die für Muße bleiben... oder unter einem Bett sich zu befinden, bereit, sich in diverse Träume einzunisten. Man brennt darauf, von ihm zu wissen, auch, wenn man ahnt, daß es einen enttäuschen wird. ‚V o r l a n d', das mir kürzlich in einer Buchhandlung aufgefallen ist, könnte ich mir so denken. Nicht eher werde ich Ruhe geben, bis ich nicht zumindest die aufschlußreichsten Bruchstücke herausgelesen habe.«

Gero:
»Auch aus einem Bild kannst Du Teile herausfiltern, solltest Du sogar. Doch im Gegensatz zum Buch, entscheidet meistens das erste Kennenlernen, ob Du es mitnehmen wirst. Manchmal, wie banal, ist es abhängig davon, ob es farblich zu Deiner Wohnung paßt, Deiner speziellen Art zu leben. Bücher reihen sich überall ein, sind frei von solchen Zwängen.

Doch, zu etwas anderem, Vera: Weißt Du auch, was ich von Gelegenheitsdichtern halte, die irgendwann in ihrem Leben versuchen, aus ihrem Kugelschreiber eine Tragödie zu machen? Sie haben meine Verachtung, nicht m e h r!«

»Du meinst m i c h!« sage ich: »Was hat Dich an mir so erzürnt?«

»Daß Du zuwenig Feuer fühlst für Deine Arbeit. Oder, wärst Du bereit, Dein Leben für ein Buch zu geben?«

»Nein! Das könnte ich mir allerdings nicht vorstellen!«

»Siehst Du? Wir sind schal geworden, wir haben zu wenig Eifer... Damit tadele ich auch mich selbst. Uns fehlt die Tatkraft, der majestätische Eigensinn, uns ernsthaft weiterzuentwickeln. Wir haben uns immer noch nicht aus unseren Kokons herausgeschält: Das geringste Hindernis und die Spontaneität wird eingestellt, die Flagge der Eroberung eingezogen. Eingerollte Katzen sind wir, faul und schläfrig anzusehen, coupierte Schwänze. Dabei wäre alles so einfach: Indem wir uns der K u n s t verschreiben, welcher auch immer, daß sich uns gleichzeitig die Möglichkeit bietet, uns uns von uns selbst zu erlösen, zu entfernen... Das macht es so begehrenswert, finde ich.
Aber: Hören wir auf in das Horn des Schmerzes zu

blasen! Erfreuen wir uns lieber an diesem wolken-
losen Tag, der, weiß der Teufel alle Möglichkeiten
offenhält. Auch sollten wir nicht zuviel verlangen.
Das liegt auch gar nicht in der Natur des Menschen. Darin sehe ich ebenso eine Gefahr, einen
Graben, über den es sich stolpern läßt.«

Stadt wie ein Strudel, dahinfließender Strom...
Menschen: Fische... tragen aufgesperrte Münder,
uns in ihren Abgrund zu ziehen.
Brodeln in Gassen... Letzte Jagd nach buntgefärb-
ten Kleidern, die mit Sonnenmustern... Unerwartete Mittagshitze des Oktobers mitunter, die sich
vermengt mit Schweiß, Behäbigkeit.
Körper dampfen... Boutiquen starren uns an, tote
Hüllen in Schaufenstern, darauf wartend, von jemandem belebt zu werden. Gesichter zwischen
den Straßen: tonlose Masken... unbelebt.

Vielleicht lacht noch ein angehender Soldat, wer weiß genau, warum, oder jenes Mädchen, blondhaarig bezopft mit dem festen Studienplatz unter dem Arm.

Alles andere ist der Fröhlichkeit abhanden gekommen. Man sucht sich auf dem Boden. Wirklich vergeblich.

Du siehst im Spiegel ein gerahmtes Gesicht, fragst Dich, was daran nun anders sein soll. Warum sollte ausgerechnet dieser Rahmen ein aufwendigerer sein, ein wertvollerer? Selbst, wenn er es wäre, er wird Dich ja doch nicht zu lösen vermögen von Deinem ganz persönlichen Unglück, jenem, gleich einem Stempel eingebrannt, eingeätzt wie eine Tätowierung, nur unter Schmerzen löschbar, ohne Narben kaum möglich, zu entfernen. S o oder s o, daß es Dich irgendwann ereilen wird - wollen wir es der Einfachheit halber Schicksal nennen? - Haut verbrennend, Blicke einäschernd, noch Lichter des Sommers beherbergend, feste Erde schaufelnd auf alles, was gewesen...

Dieses unser Lachen, Gero, ein abgescheuertes, wird es einst sein, als habe es einer mit Bimsstein abgerieben. Abgewetzte T r ä u m e, wenn ich mich danach fragen werde...

*Da anzunehmen ist, daß sich ihr Schritt in kom-
menden Nächten und Tagen als ein müder über-
holter erweisen wird, werde ich ihn vorsichtshalber schon verstaut haben in einer alten, der Ju-
gendstilepoche entsprungenen Kirschholzkommo-
de, jener mit der geschwungenen Verzierung über
dem Spiegel, in einem Kasten unter seiner glatten
Fläche. Dem Spiegel, dem geradezu klassischen
Merkmal Vergänglichkeit, hin und wieder noch die
alten zerknitterten Briefe hervorziehend, Relikte,
die in der untersten Schublade vielleicht mit einem
roten Band oder sogar bestimmt mit einem solchen
versehen, mich zu vergewissern, daß ihre Seiten
noch erhalten, vollzählig, wenn auch vergilbt im
Ton, wie alles sich zu verfärben, den Befehl.*

*Staubspur in meinem Haar, die darauf hinweisen
wird, daß unser Tanz mal Gültigkeit besaß, doch
jetzt ein Berg Vergangenheit, verlassen von jenen,
die glaubten, es sei nötig, ihn zu bezwingen.*

*Vergiß nicht, Gero, das Seil mitzunehmen! Die
Steigbügel entferne! Laß nichts zurück. Aufdaß die
offenen Stellen leichter zuwachsen, mit Moos sich
bedeckt der Fels, wenn auch nicht mehr ganz so
dicht und lückenlos.*

*Diese erbärmliche Sehnsucht, die, gespalten wie
die Hoffnung... Schlagwucht eines Beils, Fortgang*

willenloser Zertrümmerung! Von der kommenden Zeit bereits abgeteilt, eingewickelt, bis auf Geringes verpackt, verschickt... Noch lächelt Leben uns entgegen, doch wie heiser sein Atem. Schon verringert sich das Gefühl, daß man es anfassen kann, riechen, fühlen, schmecken. Woher der fade Geruch allseits? Dieser Nebel des Übersättigtseins? Augen brennen...

Nach dem Geruch des Winters, Elsa, daß es Dich verlangte, seinem strengen Wind, dem eisigen Mantel. Würde Kälte sich Dir in die Haut brennen, sich in Deine Hände beißen, daß Frost Dir Wunden glättete. Erstarrte Sehnsucht, so gekühlt, Mittel, ihr Glühen zu mildern... zumindest vorübergehend.

Abstand zur Sonne, den Du bräuchtest, und vieles ließe sich bekehren, was in Dir Ungeduld verursacht.
Aufruhr, Haß, die Dich dem Tode nahgebracht...

Gero erzählt:

»Als ich im Alter von elf, zwölf Jahren mich befand, jener typisch vorpubertären Phase also, gab
es eine Zeit, in der ich fast täglich in der Dämme-
rung alleine vor meinem großzügigen Elternhaus,
in der Rue d'Îles gelegen, auf- und abging.

An wieder so einem Abend, daß die Luft erfüllt
war von so einem gewissen Lauschigsein, so
könnte man es am treffendsten bezeichnen, dazu
ein bestimmtes Summen in der Luft, wie man es
für gewöhnlich aus den alten Kitschromanen
kennt.

Da stand ich nun ein wenig übriggeblieben und
unerledigt, wie mir schien, vor unserem schmie-
deeisernen Eingangstor, einem protzigen, aufwen-
dig gearbeiteten, mit phantasievoll eingewirkten
Mustern... Da stand ich und besah mich von oben
bis unten. Lange Zeit prüfte ich mich so, unbeweg-
lich fast, mich anschauend wie durch ein Mikro-
skop, versuchte, mir vorzustellen, wie ich mich
selbst als Außenstehender betrachtet hätte. Unnötig, darauf hinzuweisen, daß solche Vorhaben, ich
will sagen, mit Recht, zu mißlingen pflegen. Wie
sollte ein Ergründen einzig und allein der körperlichen Vergänglichkeit etwas anderes als etwas Ne-
gatives ergeben, zumindest auf den ersten Blick.

Ich faßte demgemäß gedanklich zusammen: die neugierigen Mundwinkel, das viel zu füllige, fast bauschige Haar, diese blanken blauen Augen mit dem ungestümen Grün, die etwas zu kantigen Schultern, die langgliedrigen Arme und Beine, letztere, die in viel zu großen Schuhen zu stecken schienen, und kam zu dem frustrierenden Ergebnis: ‚Ich kann ihn nun mal nicht ausstehen, diesen frühreifen unausgegorenen Bengel, er ist mir herzlich zuwider.' Das ist noch milde ausgedrückt für das, was ich damals empfand...«

»Weshalb nur?« will ich wissen.

»Es gibt Dinge, Vera, die schwer erklärbar sind! Vielleicht war ich mir zu aufsässig insgeheim, wünschte ich mich geduldiger, weniger verletzlich... eine Abneigung, die sich unbewußt auch auf die physischen Eindrücke übertrug. Ich fand mich äußerlich zu glatt, zu unwirksam in dieser Glätte, verabscheute aber gleichsam auch ihr Aufgehobensein, wie es sich zum Beispiel in den ungleich wirkenden Gliedmaßen ausdrückte. Möglicherweise aber, daß es auch an etwas völlig anderem lag. Wer kennt schon all die Tiefen der menschlichen Seele? Man will sie ergründen und doch so vieles bleibt im Dunkeln.

Denke ich an meine Kinder- und Jugendzeit, erinnere ich mich, daß die Fabrik meiner Eltern stets den Vorrang genoß. Unternehmern fehlt persönliche Zeit. Ein Kindermädchen zog mich auf, doch nicht empor, betreute mich... Eine schwierige Aufgabe, die momentan Dir zufällt.« Er lacht.

»Hat man Dich nicht genug geliebt?«

»So will ich es nicht ausdrücken! Das Gegenteil war der Fall: Sie gaben mir all ihre kärglich bemessenen Stunden, überhäuften mich mit Gefühlen, nicht etwa den falschen, rührseligen, nein, den ehrlichen, gutgemeinten, die mir wirklich weiterhelfen sollten. Aber da war eine gewisse Distanz zwischen uns, die unüberbrückbar bleiben sollte, sosehr wir uns alle bemühten, sie auszugleichen. Vielleicht war unser Wollen zu offensichtlich und schon aus diesem Grunde zum Scheitern bestimmt. In gewisser Weise sind sie mir bis heute fremd geblieben. Besehe ich mir in Fotoalben ihre Gesichter... sage ich mir:

‚D a s und d a s sind meine Eltern!

D e r hier: mein Vater.

D i e also, mit dem gekräuselten Blondhaar, den üppig-weichen Lippen, die einiges über ihre Figur verraten, über ihre Art, zu leben... meine Mutter.'

Meinen Vater... d e n mit der rauchigen Schwärze des Haares, den langen beschwingten Beinen, fast federnd im Schritt...: als hätte ich ihn nie gekannt...

Zum Glück ist es so, daß Wunden die Eigenschaft besitzen, zu verkrusten. Im Laufe der Zeit erschien mir der Schein der Laternen weniger fahl und die Gesichter der Mädchen darunter boten so etwas wie einen schnellen, flüchtigen Trost, zu vergleichen mit einem Stück Schokolade. Ihre schlanken Fesseln bedeckten die Schmerzen und d i e, sich dafür hielten.

Schon als Kind habe ich mich nur schwer mit anderen vertragen, fährt er fort: Auf der Suche nach Freundschaft stieß ich ins Leere. Die, mit denen ich mich verbünden wollte, die mir wertvoll erschienen, sie reagierten hilflos, ja ärgerlich auf mich. An anderen fand ich keinen Gefallen. So blieb ich allein. Tappte suchend, ohne zu wissen, wonach es mich eigentlich verlangte. Wollte es nicht einmal mehr ergründen, hatte schon beinahe

Angst, es zu tun. Nach außen lachte ich, wie Clowns es wagen...: hübscher Harlekin, gefälliger Mund, nur leider zu überbetont in seiner Annehmlichkeit.

Mein einziger und ständiger Gefährte, Begleiter: ein rühriger, tatkräftiger Greis, der mir in allen geistigen Vorgaben zu Willen, mich anbetete, verehrte, mich stolz bejahte. Kritik ertrug ich nicht, Fallen... die sie mir stellte, ließ sie mich frösteln.

Ähnlich erging es mir in der Pubertät...: dieses hämische freche, alles verdecken wollende Grinsen jener andauernd maulenden Schulkameraden, ihr ungekämmtes Haar, die ungleich wirkenden Handbewegungen... Wie stießen sie mich ab, obgleich ich sicher keinen deutlich anderen äußerlichen Eindruck hinterließ. Die menschliche Seele ist eben ein einziger Widerspruch.

Als wir älter wurden, haßte ich ihre sonngebräunte Manier, die unruhigen Blicke, die sie jetzt hinter viel zu auffälligen dunkelgetönten Brillen versteckten. Ich weigerte mich, mit ihren glänzenden mädchencharternden Sportwägen um die Wette zu fahren, verstand nicht ihre metallenen zu klobigen Armkettchen mit den dick aufgetragenen eingravierten Namenszügen, genausowenig, wie ich ihr lässiges Schnippen mit den Fingern mochte, wenn es sie etwa in einem Lokal verlangte, bedient zu werden. Auf einen kurzen Nenner gebracht: Es kam zwischen uns zu keiner gültigen Konversation.

Normalerweise wies ich, wie gesagt, ihre Mädchen zurück, die steif und gebleicht sich anboten, deren Lippen zu aufdringlich feucht und deren ovalen Fingernägeln ein aggressiver Geruch anhaftete. Nur gelegentlich habe ich sie ihnen weggenommen, mich ihnen zu beweisen. Bis heute bin ich mir darüber nicht klargeworden, was diese billigen Frauen auf meiner Haut zu finden glaubten, wonach es sie in meinem Haar verlangte. Es schien, als könne ich sie allein schon mit meiner Anwesenheit zufriedenstellen. Dies mag vielleicht eitel und eingebildet klingen, aber, Vera, Du weißt, worum es mir geht: einzig und allein darum, meine damalige Lage aufzuzeigen.«

Er überlegt:

»Auf diese Art erfuhr ich nicht zu lieben, war nicht imstande, mich selbst in eine Beziehung wirklich einzubringen. Das hat meine Einstellung zu anderen von Grund auf geprägt. Auch in der Zukunft fiel es mir nicht schwer, Frauen zu wechseln, anzuziehen und wieder abzulegen wie getragene Kleidungsstücke. Daß ich nicht fähig war, anderen etwas zu bedeuten, oder umgekehrt, nahm ich aber nicht, wie man annehmen könnte, tatsächlich wahr, war also nicht wirklich bedrückt oder gar unglücklich darüber, vielmehr verhielt es sich so, daß mich eine allgemeine Unzufriedenheit befiel, deren Ursache mir suspekt.«

Jetzt räuspert er sich, eine kleine Pause einzulegen, bevor er weiterspricht:

»So suchte ich die Ruhe... In s i e konnte ich hineingehen wie in ein wohlbehütetes Haus. In i h r vermochte ich zu leben, fand ich mich zurecht. Wenn Du Dich ihr verschreibst, wird sie Dir soviele köstliche Geheimnisse offenbaren, daß Du nicht mehr auf sie verzichten willst. Geselligkeit des Lebens... die sich Dir durch Pausen auflösen wird, Dir auf der Zunge zu zergehen. Begnadeter Schmelz. Ein neue Art von Frieden, die sich einstellt, wenn Du Dich einfachen, schlichten Dingen zuwendest. Gefaßte Mitteilungen von Augenblicken: gerahmt, gebunden, imstande, Dich emporzuheben, freizuschaukeln zu allen möglichen selbstgewählten Sternen... Erfreuliche Art zu sein, weil keiner zwingenden äußeren Notwendigkeit mehr bedürfend, losgelöst von auferlegten Zwängen, Tagen stillen Glanz verleihend...

Lichter-Eremit...

Freilich, dies alles klingt, zugegeben, ein wenig nach dem pragmatischen Wegweiser irgendeines fernöstlichen Gurus, und doch: Machen wir es wie die Kinder, die sich stundenlang mit ein paar unscheinbaren abgeschabten Bauklötzen beschäftigen ... Lernen wir wieder zu spielen!

L e b e n als mutige Konzentration
auf scheinbar Überflüssiges.

Und das Treiben außerhalb? Zuerst nimmst Du noch ein Brennen wahr wie etwa bei einem bittersüßen Verzicht, aber bald schon füllt sich der Gaumen neu und wird doppelt belohnt. Nicht nur, daß Sinne neu sich stärken, deren Feinheit... Wo d a s geschieht, daß Du bewußt in Dich hinheingehst, alles andere hinter Dir zu lassen, daß sich die Angst vor dem Tod tilgt wie von selbst. Anfangs, Deine Zunge vielleicht noch zu trocken, all diese Erfahrungen endgültig zu erfassen, zu genießen...: Doch sie gewöhnt sich schneller, als Du glaubst.

Lange Zeit nach den ersten wirklichen Begegnungen mit mir war ich traurig und benommen, wenn ich mich wieder unter Menschen befand, fühlte mich wie ein Ausgestoßener oder zumindest so, als habe man mich vorzeitig zu Fall gebracht, als wäre ich der bestehenden Gesellschaftsordnung untreu geworden. Schälte ich mein Gesicht aus der Menge heraus, und das tat ich oft, erschien es mir steinalt, als laufe ich endlos lange damit herum, höchste Zeit, es gegen ein neues einzutauschen. Mein Lachen kam mir bärbeißig vor, frühzeitig ergraut, das Wiehern eines alten Weltenbummlers, unzugänglich gemacht und umzäunt von einem Dickicht von Ereignissen.

Doch, leicht zu lernen, den Zustand Geschäftigkeit mit dem der Ruhe zu verbinden, beides in die rechte Relation zueinander zu setzen. Ob die Kunst der Ruhe half oder umgekehrt? Wer kann es so genau sagen? Die eine mag ohne die andere nicht auskommen, soviel weiß ich.

Wir alle kommen von weit her, Vera... Unsere Gesichter, ihre Worte... haben Staub gesammelt. Fremdreliquien, Wesensschreine... Unentrinnbar deren Vergangenheit: holt uns immer wieder ein. Das Gefühl, angekommen zu sein: Eine Farce!«

»Wozu dieser Irrgang, Gero, dieses W a r t e n? G e f a n g e n e in Ketten heranschleichenden Todes, mehr sind wir doch nicht!«

»Ich fürchte, er braucht gar keine Fesseln, benützt sie nicht mal. Viel unbefangener will er sein, sich nicht einmal zu tarnen, wenn er sich uns nähert...«

»Ich bin glücklich, Liebster, mit Dir über diese Dinge sprechen zu können. Es gab eine Zeit, da glaubte ich zu wissen, Du würdest solche Themen von Dir weisen. War meine Vermutung damals nicht richtig? Hast Du Dich verändert, sag'...? Wußte ich zuwenig von Dir...?«

»B ü c h e r...

Relikte der Kindheit...

Geborgenheit, die sie vermitteln, warme pulsie-
rende Behaglichkeit... Mythenüberbringer, Traum-
transporter... Märchenhände, die sich strecken
zwischen ihren Seiten, dehnen, füllen zu prallbe-
packten Filmabläufen... Bilder, aus denen rätsel-
hafte surreale Gestalten rinnen, fließen... zwitter-
haft, geheimnisvoll...: Zwerge, Bucklige, geheim-
nisvolle Kinder mit großen traurigen Augen, wür-
dige Greise mit Rauschebart, Langnasige, Klein-
wüchsige, Theatralische, überirdische Schöne mit
alabasterfarbener Haut... Reigen P h a n t a s i e...
Abbild I l l u s i o n...

Erzähler haben erkannt: Es ist immer noch ein Erlebnis... wert, gerühmt zu werden, wenn Sonne sich Wolken durchbricht, Taggrau in Orange-Rot wandelt. Die Jahre können der Gesetzmäßigkeit der Natur nichts anhaben... Und, sie haben aus ihrem Stoff Geschichten komponiert, Geschichten, die alle denselben Ursprung haben, zum gleichen Ausgang zurückfinden, zum Ausgang dessen, was man in der indischen Philosophie als Allseele, Urgrund jeden Seins bezeichnet.

Was unüberbrückbar scheint im Dasein, im sterblichen Verlauf, führt schließlich doch wieder zu einem geschlossenen Ganzen zurück. Wo der Eindruck entsteht, daß Hände sich längst aufgegeben haben, sich voneinander entfernt', und zwar weit, viel zu weit, daß sie sich am Ende doch wieder halten, berühren, dem etwas verwirrenden Plan, in dessen Zeichnung sie sich befinden, einen neuerlichen Punkt, einen Akt des Glaubens hinzuzufügen. Daß sie darin so oft erfolgreich sind, liegt an der Intensität, der Großzügigkeit der Möglichkeiten.

B ü c h e r, die uns die Abstufungen der Menschen besser begreifen lehren: Töne, Schattierungen... Jede Person wie M u s i k. Empfindungen, Farben, von denen wir umgeben sind. Eine: bleich, wächsern wie der Tod, die andere: feuerrot, glühende Scheibe... Wesen, Seelen, vielfältig gestrichelt, gemustert, nuanciert bis ins Kleinste, wahrnehmbar in allen Extremen vom tiefsten Dunkel bis in ein außergewöhnlich forsches Licht.

Da ist ein Charakter, der strauchelt, kentern muß, weil er dazu gezwungen ist, weil sein I c h ihn dazu drängt von Anfang an:

D a s e i n, in diesem Fall, begrenzt durch eine ihm angeborene Schattigkeit...«

»Siehst Du, das ist der Grund, weshalb ich Bücher so liebe!« sage ich zärtlich...: »Sie kennen alle Bedingungen: die der L i e b e, die des L e b e n s.«

»Und die des T o d e s?« frägt er zurück.

»Momentan, Liebster, bin ich mit einer Abhandlung beschäftigt, die sich mit den taoistischen Religionen befaßt. Sicher weißt Du, daß deren gesamtes Weltbild auf der Grundlage der Verneinung aufgebaut ist. Möchtest Du, daß ich Dir eine für mich interessante Stelle zitiere? Er nickt. Ich blättere ein bißchen, bis ich fündig werde: Also... hier ist der Absatz...! Meister Eckhart hat einmal gesagt...:«

»Aber bitte nicht mit erhobenem Zeigefinger!« lächelt Gero.

Ich fahre fort, ohne auf seinen Einwurf zu achten: »*Der Mensch kann nur die negatio, nie aber die positio, die letzte Wirklichkeit erkennen: So vermag denn der Mensch überhaupt nicht zu wissen, was Gott ist. Etwas weiß er wohl, was Gott nicht ist. So ruht die Vernunft nimmer als allein in der wesenhaften Wahrheit, die alle Dinge in sich beschlossen hält, damit sie sich nicht zufriedengebe mit irgendwelchen Dingen sondern immer tiefere Sehnsucht fühle nach dem höchsten und letzten Gute!...«

»Folglich ist für Meister Eckhart **‚Gott ein Verneinen des Verneinens und ein Verleugnen des Verleugnens...’, wie er sich selbst dazu ausdrückt.«

»Das ist mir nicht unbekannt! Und, weißt Du auch, Vera, was Quint dazu sagt...?:
    ***Alle Kreaturen tragen eine Verneinung in sich; die eine verneint, die andere zu sein...

*aus Fromm: Die Kunst des Liebens, April 1982 - Weltperspektiven - ‚Ullstein-Materialien’ (S. 89)

Für ihn ist es beispielsweise nur konsequent, daß *‚Gott für Meister Eckhart das absolute N i c h t s ist, genauso wie er für die Kabbala ‚E n   S o f, das E n d l o s e' ist...«

»Ganz deutlich zeigt sich hier der Konflikt zwischen den Gegensätzen!« werfe ich ein. »Findest Du nicht auch?«

»Auf uns selbst bezogen, vereinfacht und mit eigenen Worten gesagt...: ‚Jeder Person ihren Konträrpunkt...!' Ein Beispiel dafür: Mit Sicherheit sind wir nicht d i e, für die wir uns h a l t e n, aber auch nicht d i e, für die wir uns n i c h t   h a l t e n. Ausdehnbar natürlich auf alle möglichen Bereiche!«

Scherzt er oder meint er es ernst?
»Ein kurzer Ausflug in meine momentane Lektüre sollte es sein, Gero, damit Du siehst, wie sehr mich diese Dinge beschäftigen.«

»Das tun sie auch mit mir, und doch, es will sich uns kein endgültiges Ergebnis mitteilen, sosehr wir auch danach forschen. Rotznasig läuft Leben weiter, dreister Lümmel, der Fensterscheiben einschlägt und alte Tanten ärgert. Und doch, sein Mund, so voll und trotzdem feingeschwungen, daß man ihn küssen möchte, wenn er lächelt. Dabei tut er es selten, offenbar nicht gefunden, wonach es ihn verlangte, daß er lieber darauf verzichtet. Seine Lippen: so gespalten, was im übrigen ihr gutes Recht ist. Selten, daß ich ein Staunen so traurig erlebt. Einsamkeit könnte man vermuten hinter ihrer Öffnung. Was also ist L e b e n...? Eine Landschaft der Phantasmen, der eingebildeten Abenteuer vielleicht, nur in unseren Sinnen existierend, nicht w i r k l i c h - erdacht -. Womit soll man es vergleichen? Mit dem Geschenk der Danaer? Oder wollen wir lieber an seine guten Wünsche glauben? ...Und wir? Was sind wir im Grunde schon! Würmer, die sich in die Tage fressen, bohren wie in alte Schränke. Im Grunde alles Ungeziefer! Der Schleim des Glaubens will uns Zweifellosigkeit verleihen... verheißen...!

Ich träumte einmal, in einem Kanal zu versinken. Was war das für ein Gefühl! Morast zu Morast, Schlamm zu Schlamm! Ich befand mich am Ertrinken, als ich zu meinem Entsetzen bemerkte, daß jemand den Deckel über mir befestigte, mein Sterben endgültig besiegelnd. Eine kurze Zeitspanne folgte, in der ich mir, wild mit den Armen rudernd, bewußt wurde, daß man bereits jetzt, während des Vorübergehens, mit Füßen auf mich trat. Und, merkwürdigerweise, obschon ich bereits das faulige Wasser im Magen spürte und meine Kräfte erlahmten, mußte ich lächeln: Man trat also

auf mich! Wie erfreulich! Man war zum ersten Mal wirklich ehrlich zu mir.«

»Was sind das für Geschichten, Liebster, was für erschreckend düstere Visionen...?«

»Z e m e n t, alles Morgen ist Z e m e n t...!« bemerkt er zusammenhanglos, und weiter: »Wir können ja doch nicht entfliehen dieser festgeziegelten Mauer, die sich Zukunft nennt... Verbrieft und abgestempelt...! Momentan, Vera, daß mich die Nacht verschlingt wie ein gähnendes Monstrum, sich festzubeißen an meinen Schultern, meinen Händen. Kaum, daß ich aufrechtgehen kann unter soviel Last!« Er sieht mich an. Das Gespräch hat ihn erschöpft. Sein Gesicht: blasser als sonst, dunkle Schatten unter seinen Augen wie nach einem schweren inneren Kampf...

Am anderen Tag kommt er gelaufen. Geheimnisvolles Lächeln: »Ich habe vor, mir ein paar neue Pinsel zu kaufen! Marderhaar...!« Er sagt es stolz, mit soviel Wohlgefallen, ähnlich einer Frau, die verkündet: ‚Heut' probier' ich einen Nerz...!'

»Warte!« werfe ich ihm zu: »Ich komme mit!« Wir wählen ganz besonders schöne, haben lange geprüft, ihre seidigen Spitzen gestreichelt.

»Du siehst wieder besonders begehrenswert aus!« sagt er in mein Haar, während wir aus dem kleinen graugetünchten Laden treten. Verliebt betrachtet er mich...: »Nach Salz riechst Du..., Meersalz...! Ein für mich lebensnotwendiges Mineral!«

»Ist Elsa der Zucker?« will ich wissen.

»Weit gefehlt! Versüßt mir nichts!«

Vera, nachts darauf am Papier:
Weshalb mußt Du Dich auch zur Verfügung stellen für diese Art von Hörigkeit? Sich beschreiben zu lassen mit schwarzer oder blauer Flüssigkeit, und,

wie man sieht, sogar ohne Seiten- und Wendezeichen! Was nimmst Du Dir heraus, Dich unschuldig weiß vor mich hinzulegen, der Gegebenheiten harrend, die da kommen? Warte nur, ich werde Dich beschreiben, daß Dir Hören und Sehen vergeht, so engzeilig wie möglich, so platzsparend wie es geht, nur ja Raum zu haben für das, was dringend darauf wartet, gesagt zu werden, gleichsam schnellstens übergebend, wovon man befreit sein möchte. Im Grunde genommen: Herzen aus Papier... Wenn uns etwas bewegt, schreiben wir es nieder. Aber, daß sich nur ja keiner der Mühe unterziehe, uns persönlich aus alledem herauslesen zu wollen, zu entziffern. Diese schwarz-weißen Wunden, eigenem Narzißmus mögen sie dienen. Oft ist mir so, als könne man Menschen nicht leiden...

F l a m m e n s t i f t e r...
die ihre Träume auf Papier verbrennen.
Zu sehr Warnschild, diese schwarzen verkohlten Buchstaben... mahnen zu arg.

Manchmal hätte ich Lust, einen Brief zu richten, ich weiß nicht, an w e n. Fingiertes Geständnis an eine fiktive Person. Keine Gefahr also, daß er einem Briefkasten begegnete, ohnehin ist dessen Gelb zu grell, zu aufdringlich... Nicht die Schande, er könne geöffnet werden... gelesen... Davon sind

wir weit entfernt... jener Brief und ich. Ich nenne
uns bereits in einem Atemzug: eine Art vorbe-
stimmte Verwandtschaft. Oder wird er vielleicht
doch eines Tages von mir verfaßt... mit der
gleichen steilen Handschrift, demselben
Psychogramm, das meine Träume bisweilen be-
fällt? Natürlich dann mit ein paar nicht allzu
kurzlebigen Lügen versehen, wie es jedem Stück
Papier, das sich so schonungslos unterwirft, zu
Recht geschieht.

Man schreibt nicht gerne Briefe an Gegenstände,
die einem nahestehen... glaubt, alles schon gesagt
zu haben. Und doch, mußt Du wissen,
    Du L e e r g u t P a p i e r,
    Deine Art, mich anzusehn...

Könnte man sein Leben wie Dich zerreißen! Hin-
einprusten, es davonfliegen lassen, tausend kleine
Blätter dem Wind übergeben.
Wie einfach wäre das...

»Gero, mein Gesicht hungert nach diesem Tag.
Noch bevor die Sonne den Nebel auftrocknet,
möchte ich davon trinken. Laß uns hinausgehen,
jetzt gleich! Ich bitte Dich!«

»Was für eine Idee! Es ist fünf Uhr morgens! Aber gut, okey! Schlüpf' in Deine Jeans, Du gierige Braut! Wir wollen von den Wassern trinken!«

»Du hast als Kellner gearbeitet...? Kann ich mir gut vorstellen...: schwarzer Anzug, weiße Fliege...!«

Er lächelt: »Lange her...!« hinzuzufügen: »Ein Frack war nicht gerade nötig!«

»Wohl nicht das renommierteste Publikum, das Du zu bedienen hattest?«

»Wenn Du's zuläßt..., wenn es Dir nichts ausmacht..., die Reue wollt' ich kennenlernen, ihre Übelkeit nach Sturm und Ausschweifung, den Höllentrip festgetrunkener Nächte, ihre üppigen Schenkel... Die Nebennorm, die Teufelskritik..., s i e wollt' ich proben, i h r hatt' ich mich verschrieben... Nimm Faustens Mephistopheles:

*An Kühnheit wird's Euch auch nicht fehlen,
Und wenn ihr Euch nur selbst vertraut,
Vertrauen Euch die anderen Seelen.
Besonders lehrt die Weiber führen!
Es ist ihr ewig Weh und Ach,
So tausendfach,
Aus einem Punkte zu kurieren,
und wenn Ihr halbweg ehrbar tut,
Dann habt Ihr sie all unterm Hut.
Ein Titel muß sich erst vertraulich machen,
Daß Eure Kunst viel Künste übersteigt!
Zum Willkomm tappt Ihr dann nach allen
Siebensachen,
Um die ein anderer viele Jahre streicht,
Versteht das Pülslein wohl zu drücken
Und fasset sie, mit feurig-schlauen Blicken,
Wohl um die schlanke Hüfte frei,
Zu sehn, wie fest geschnürt sie sei.«

»Du Schuft!« sage ich: »Und das verrätst Du mir
erst jetzt!«

Er wehrt ab: »Wie viele dieser Mädchen!
...S e c h z e h n, S i e b z e h n, nicht
m e h r! Aber Du, eine Frau!«

»Was ist der Unterschied für Dich?«

»Deine Feuchtigkeit verdunstet nicht so schnell, die Spuren auf der Bettdecke bleiben erhalten, ihr Geruch bedeckt das kommende Jahr...«

Elsa's grüne Augen haben an Farbe verloren...
Ausgebleichte Rasenfläche...: verdorrt, verwelkt.
Ihr Blick scheint zu sagen: Ich bin mit allem ein-
verstanden.
Geros Lächeln: zuvorkommende Dienstbarkeit.

Zuweilen steht sie im Raum wie eine Verlorene,
wartet darauf, daß irgend etwas geschieht, sich ir-
gend etwas ereigne. Oder sie zupft nervös sich die
Finger, knetet die Hände, die weichen, viel zu
weich, als wären sie aus Mehl gemacht, aus ihnen
zu formen, wer weiß, was.

Manchmal blickt sie aus dem Fenster... Als stün-
dest Du mit einem Mal sichtbar dahinter, erhellt
sich ihr Gesicht. Verstärkt sich sein Aufleuchten,
kann man sicher sein, daß es Zwiesprache hält mit
Dir. Was Du ihm erzählen wirst, kann ich nur ver-
muten. Ich nehme an, die alte Lüge.

Die meisten können mit Aufgewärmtem nichts mehr anfangen. Elsa vermag es in ihrer geradezu erschreckenden Naivität, die sie sich in Liebesdingen bewahrt hat. Sie hebt Dich auf wie einen kostbaren Fund, bedeckt ihn mit dem Mehltau ihrer Hände, merkt nicht, daß er sich windet darunter, zu brodeln beginnt, schließlich zerläuft.

Es fällt ihr nicht auf.

»Ich kann ihr leidendes Gesicht nicht mehr ertragen!« stampft sein Fuß: »Sie serviert mir ihren Selbstmord täglich auf dem Tablett wie andere mir einen Drink! Nichts leben läßt sie außer s i c h...! Wie eine Spule Garn versucht sie, alle Fäden auf sich zu vereinen. Aufrollen will sie mich, aufwickeln, mich in ihrem Nähkästchen zu verwahren, einem alten, abgeschabten, dem alleingebliebener Tanten mit Kneifer auf der Nase und ständig strikkenden Fingern.

In letzter Zeit wirkt ihr Gesicht gedunsen! Offensichtlich nimmt sie Tranquillizer. Willkommenes Mittel..., seit ich ihr nicht mehr zur Beruhigung diene. Ihr Gang ist steifer geworden, fällt es Dir auf...? Unbeholfen auch..., sogar ihr Lächeln hat etwas Hartgekochtes. Sicher kannst Du Dir mühelos vorstellen, was für einen Einfluß diese Umstände auf unser Liebesleben nehmen: Tiefgekühltes, abgepackt, kurz vorm Verfallsdatum noch einmal besehen.«

»Ich habe Angst, V e r a...!« sagt sein Mund zu meinen Handgelenk, dem darübergeschobenen breiten Silberreifen, einem handgehämmerten, der Braun so schön betont: Ich werde das Gefühl nicht los, Elsa lauert mir in einer kühlen, engen - natürlich ist sie viel zu eng! - Gasse auf..., oder..., noch schlimmer: kommt aus irgendeiner Seitenstraße auf mich zu... in düsterem Leinen-Kleid... wirft die Arme mir um den Hals wie eine Schlingpflanze.»

*Das Schwere ist des Leichten Wurzelgrund!

Das Stille ist des Ungestümen Herr

...

Lao-tse

Sonne bricht durch trockene Äste, gedörrte Blätter, malt ein Viereck an die Wand...: licht und golden...

S i e erinnerte sich des Winters. E l s a erinnerte sich...: Als der Schnee geschmolzen und die Felder leer, ja trotzig gefurcht... An solchen Tagen, daß auch s i e von einem Gefühl der Trostlosigkeit ergriffen war, einem, jedoch noch fern jener nagenden Qual verletzter Liebe, die sie heute erfuhr.

«Diese Träume, V e r a...! Nachts glaubte ich, es nicht mehr auszuhalten, schrie in mir auf, weinte nach ihm. Tage bluteten weiter, die Wunden nur wenig stillend durch verschriebene Ablenkung. Was ich tat, zielte ins Leere, bis ich mich schließlich der Unfähigkeit zu leben bezichtigte. Zum vielzitierten letzten Schritt war es nicht mehr weit. Vera, was es heißt: unerwidert zu lieben! Man stirbt nicht am Alleinsein, man zerbricht an der Unerfüllbarkeit der Wünsche. Daraus resultiert alles Negative: Angst, Verzweiflung, Schmerz. Die Kammern des Herzens sind nicht zu täuschen. Sie sind nicht imstande, sich von einem Menschen loszusagen, der sich in ihnen eingenistet hat. S e e l e n m i e t e r... K u c k u c k s - E i... Mein Körper leidet weiter an ihm, brütet die Ungeduld ungenährter Sehnsucht immer wieder aus.

Ruhig geworden war es in mir, seitdem ich fühlte, daß Gero sich von mir verabschieden würde, ruhig wie der Tod, der sich von dieser Stille nur dadurch unterscheidet, daß er ihr Endgültiges faßt.

Diesen Ring hat er mir gegeben! Sieh ihn Dir an! Für mich bedeutet er so etwas wie ein Verlobungsgeschenk, für ihn eine kleine Aufmerksamkeit, die er jeder anderen zuteil werden ließ.

Ein Mißverständnis, Vera! Die Liebe als Mißverständnis! Wie bitter! Ich weiß, ich weiß...: D i r könnte das so leicht nicht passieren! Wie eine Löwin pflegst Du die Gitterstäbe eines Käfigs zu durchtrennen, lange bevor sie Dich umzingeln.

Was ersann ich nicht, mich von ihm zu befreien...! Hielt mir seine schlechten Eigenschaften vor Augen, reihte sie aneinander... Glied an Glied... lange Kette der Verachtung... wollte sie tragen bis zur Besinnungslosigkeit. Es half nichts...: glitzernd-verführerisch blieb e r... ungeschliffen, wenn auch, so doch kostbarer Diamant: begehrenswert und rar.

Schon die bloße Berührung seiner Hände, das Ertasten seiner Worte, und all meine Vorsätze waren zunichte. Das, was ich erlitt und noch erleide...: die schlimmsten körperlichen und seelischen Strapazen...!

Unsere Träume behaupten sich gegen jede Vernunft: Deshalb kann ich nicht aufhören, ihn zu lieben.

B ü ß e r s c h n e e... Z a c k e n f i r n...
L i e b e: absolut wie der Tod... Schließt nichts aus.
Eine Farce, die besagt, sie könne der Eifersucht,
der Besitzgier entbehren... Wenn dem so ist, liegt
sie entweder schon im Sterben oder hat nie ange-
fangen, zu existieren. Viel und wenig vermag sie
gleichzeitig. Alles und nichts.

»Ich gab ihm die Zuverlässigkeit meiner Liebe. Was, Vera... wollte er m e h r?«

»Seine eigene Zuverlässigkeit, die er suchte. Sachte, ganz sachte wollte er an sie herangeführt werden. Du tatest es zu offensichtlich. Das störte ihn dabei.«

Wird nicht der Herbst kommen?!

Tritt ans Fenster! Schau hinaus! Sieh ihn Dir an, E l s a...! Er ist schon da...! Ein neuer Herbst, Elsa...! Geht nicht Vergessen mit ihm einher? Liegt nicht hinter stumpf-erdigen Blättern der Tod...? Und, ist es nicht so, daß die nebelig-harschen Winde das Vergessen auf seinem Weg begleiten, jenem modernden wissenden, den alle Träume gehn und jede Leidenschaft. Auch kommt schließlich der Tag, das weiß man aus Erfahrung, wo die starre Kälte jedes letzte Erschauern gefrieren läßt, jede letzte Regung mit dem Einbruch ihrer Übernächte begräbt.

Etwas Tröstliches also im Herabgleiten und Ab-
sterben der Blätter, etwas Tröstliches, weil sie es
uns gleichtun, uns in eigenem Verfall bestätigend.
Erkennbarkeit in einer Natur, die unser aller
Natur... einem Weggehn... das das unsere ist.

Gero läuft himmelwärts.

Angewinkelte Arme. Wälder tanzen ihm entgegen:
blaugeädert... Felder aalen sich in einer trüben
Sonne. D i e gittert Schatten auf die Straße vor
ihm. Soviel Macht steht ihr noch zu.

Der Atem des Joggers gewinnt an Bedeutung:
...vorbei... fliegt er... an ausgedienten Bauernhäu-
sern... dekorativen Einfamilienwohnsitzen, den
Isolierbauten der Nation... Betonmischern... Rand-
steinen... Bierträgern... Mülltonnen... Asphalt...
Ab hebt er sich eingetretenen Fußabdrücken...
über Waldböden flatternd... wetterfeste Zäune...
karge Baumgruppen oder auch nicht... durchdrun-
gen von Vogelgesumm...

L u f t schnappt nach ihm...: wilder... kürzer... jetzt. Er ist: Geruch des Tages... Moos am Wegrand... Farn im Halbdunkel... Amsel... Meise... Specht...

In die Weite des Morgens verliert er sich

atemscharf.

»Nicht so schlimm: das Gefühl, in sich selbst gefangen zu sein, also die Empfindung neurotischer Haft, als an von außen aufgezwungenen Fesseln zu leiden. Ich habe sie (er spricht von Elsa!) oft beobachtet, hinterm Fenster stehend, auf mich wartend.

Als trüge ihr Gesicht Handschellen: so geknechtet vor Leid. Ihre Hände: hungernde Vögel, auf- und abfliegend, zitternd, daß da einer ihnen Futter brächte. Ihre spitzen kleinen Mäuler schienen sie aufzureißen; allein ich konnte sie nicht sättigen. Vergeblich flog ich von Nest zu Nest.«

»Gero, draußen steht ein angeblicher Freund von Dir!«

»Mit ‚angeblich' hast Du das richtige Wort getroffen! F r e u n d e besitze ich nicht. Zumindest könnte ich auf Anhieb keinen nennen.«

»Er sagt, er wolle Dich besuchen. Soll ich ihn einlassen?«

»Ein andermal! Heute laß mich nicht zuhause sein...! Weißt Du, Vera, warum ich keine Freunde besitze...? Ich denke, ich erscheine ihnen zu undurchsichtig. Einerseits genieße ich so offensichtlich das L e b e n, die L i e b e, auf der anderen Seite werde ich auch noch belohnt, indem man mich mit Preisen überhäuft.«

»Ich habe ja schon immer gesagt: Man bezahlt Dich für blankes Nichtstun!«

»Für ‚blankes' nicht gerade... immerhin für äußerst farbenfrohes...!«

»Natürlich wissen Insider um Deine harte Arbeit, aber um Rat oder Anleitung gefragt, kriegen sie höchstens von Dir zu hören: Eure Bilder müßt ihr schon selber malen!«

»Ich bin nun mal nicht sonderlich hilfsbereit. Eine unbequeme Meinung, daß jeder sich selbst mit der Kunst auseinandersetzen soll, zugegeben..., aber sie verlangt nun mal Individualismus... Tips, wie man sie behandeln oder mit ihr umgehen hat, halte ich für unangebracht. Solche Eingriffe würde sie mir sicher verübeln. Soll doch die Finger davon lassen, wer die Regeln nicht beherrscht. Ich bin doch kein Fernsehkoch, der anderen Rezepte verabreicht, auf denen zu lesen ist, wie gewisse Speisen am wirkungsvollsten zuzubereiten sind. Soll doch jeder auf seinem eigenen Herd brutzeln und zusehen wie sich die Dämpfe entwickeln...! Vergifte und verbrenne sich jeder selbst...! Verräuchere jeder seine eigene Bude mit dem zweifelhaften Gestank der Intuition...!«

»Würdest Du nicht einmal m i r Dein Rezept anvertrauen?«

»Aus dem einfachen Grund nicht, weil es kein ver-
nünftiges gibt!
Ich tue nichts anderes, als daß ich der Leinwand,
den Farben folge wie ein läufiger Hund...«

Herbst...

getöntes Gesicht... fliehende Schatten...

Dein trauriges Lächeln... ein verlorenes... will uns berühren, sich mit unserer Stimmung vermischen... einer wehmütigen, sehnsuchtsvollen...

Aus Fenstern fließen noch Wäscheleinen... Letzte Sommerrelikte...

Ähnlich der Feigheit des Lebens fühlen wir uns so unzugänglich, nackt unter ihnen, wie von ihrer Blässe geröntgt.

Was bleibt von einer L i e b e...? Vielleicht jener Knutschfleck... eine Kratzspur am Hals... ein paar angerauchte Zigaretten in einem übernächtigten Aschenbecher...

»L i e b s t e r, ich gehe nach Berlin...!«

»Ich weiß... ich weiß...«

»Geruch von Farbe und Terpentin werde ich mitnehmen... G e r o... aber unsere M ü n d e r...
        S c h i f f e...
endlich angekommen begehrten Stränden... dort... wo Perlen noch die Gründe bevölkern... s i e werden mir fehlen. Deine Arme wie Planken, die mich umfassen... damit ich nicht versinke, der Strom mich besser hält, egal, wohin er auch trägt... Ohne D i c h, daß ich weitertreibe, hölzernes Boot, sich seiner Festigkeit bewußt, aber auch der Fähigkeit, zu leiden.«

Vielleicht werden wir nie mehr so bereit sein wie heute, Spontanität abgestreift haben mit all den kommenden Jahren. Ob es uns später noch gelingen wird, die Gegenwart so zukunftslos zu sehen? Dein Blick sagt mir, daß auch D u zweifelst. Weiß ich doch... im Licht willst Du tanzen, alles Endgültige scheust Du.

»Und doch, V e r a...«, sagtest Du mir leise: »Könntest Du für mich das Ende eines langen Marsches bedeuten. Sag' selbst...:
Wäre das möglich...?«

E l s a...
Vergeblich hat sie Dich angerufen, ihre ganze Not zusammennehmend, der Kühle Deiner Stimme doch wieder nur nichts Neues entnehmend.

Warum besuchst Du sie, gehst mit ihr aus, sie zu trösten, kennt selbst jetzt Deine Barmherzigkeit keine Gnade? Fährst Du fort, sie zu belügen mit vorgetäuschter Liebe! Mir fällt Deine Stimme ein: Ich bringe es nicht fertig, sie sich selbst zu überlassen.

Sieh sie Dir an! Ihr mageres Gesicht! Als habe man es in ein Buch gekippt, in einen Rinnstein fließen lassen, fortgeschwemmt mit einem Strom...

Worte fallen aus ihm wie aus einem hohlen Becher. Du hältst ihn gefüllt, nach wie vor... gießt von Zeit zu Zeit nach... Und e r...: unersättlich, ja begierig ist er... wie Gefühle eben sind... fast schon ungehörig. Seine Wände tönen blechern, schon ehe Du es fertigbringst, ihnen ihr Getränk zu verweigern.

Es hat mich der Eifer gepackt, nichts mehr zu be-schönigen: Eines Tages, daß wir selbstsicherer auftreten, gemäßigteren, wenn auch festeren Schritts...

Die W a h r h e i t ist... laut Ghandhi...:
   *die Substanz aller Moralität...

Und, weißt Du auch, Gero, was Pascale in den Pensées notierte...?
   *Wir laufen ohne Sorge in den Abgrund, nach-dem wir etwas vor uns hingestellt haben, was uns hindert, ihn zu sehen...

Gilt das auch für u n s?
E l s a, D i c h und m i c h...?
Welche R e i s e n haben wir uns erschlossen, welche F e r n e n zu Eigen gemacht?!

B l a t t...: in sich geädert, filigran... Mageres Ske-lett... umspannt von Haut aus Pergament... Ein Flug genügt, es zu zerstören, zerreibt es bröselnd seinem Wind...

Drei Wochen bis zu meiner Abreise nach Berlin. Gero und ich versprachen einander, uns noch so oft wie möglich zu sehen.

An einem Abend, halb acht: Ich streife ein Kleid über, das er liebt: seidig, sirenenhaft im Schnitt, dunkler Untergrund, gewirkte Batik. Teste mit dem Spiegel, ob es ihm gefällt. Der nickt, der alte, mit dem Kirschholzrahmen, der lächelt, mein würdiger Begleiter durch so viele Jahre, läßt Südsee-Mädchen mich sein von Gauguin, oder Archipenko's Haarkämmende Frau. Wir sind zufrieden... e r und i c h...

Nebenbei:
die Stille im Haus... beinah unwirklich... Meine Nachbarn (wie alle, die genötigt sind, in Miete zu leben, besitze ich solche!) haben sich zu einer mehrwöchigen Kreuzfahrt aufgemacht. Wenn sie zurückkommen, werde ich schon in Berlin sein. Unser Abschied hat bereits stattgefunden, letzte Woche, bei wehmutsvollem Kerzenlicht und einer selbstgebastelten Bowle. Zwei etwas diffuse Leute...: diese schwarzhaarige überschlanke Endvierzigerin und ihr Begleiter...: ein blondbärtiger

Seemannstyp. Sein Lachen: immer eine Spur zu dunkel. Sie...: denkt zuviel in Chiffren, den alltäglichsten..., versteht sich. Kein Paar für regelmäßigen Kontakt, aber, immerhin, nach gewisser Zeit verlangte es mich nach ihren jovialen freundschaftlichen Berührungen, den entspannend-einlullenden Gesprächen, dem heißen Grogh, den e r so vorzüglich zu brauen verstand, und den zweifellos bemerkenswerten... ihrer... auf zahlreichen Modestreifzügen ergatterten Einzelstücken. Besaß s i e doch einen subtilen Sinn für alles Farbige, und, obschon etwas aufdringlich in der Wirkung, sei es, daß sie allzu auffälligen Ohrschmuck zu grellen Neonfarben kombinierte... oder auch, daß die Farbe ihres Haares einen zu krassen Gegensatz zu ihrer Garderobe bildete... ein gewisses E t w a s war ihrer Aufmachung nicht abzusprechen... ein bestimmtes

,J e n e s a i s p a s.'

Wie sagte e r doch unlängst, bewaffneter Mund auf sattem Gesicht...:

»Ich schaffe es bis zu sechsmal in einer Nacht!« dehnte sich dabei auf dem Sofa... streckte... räkelte sich... tätschelte genußvoll seine blondbehaarten Beine.

»Aber... was hat das alles mit L i e b e zu tun?« wollte ich wissen.

Worauf ihm die Frau an seiner Seite zuvorkommt, meine Frage natürlicherweise beantwortend mit einem schwärmerisch-pikantem Aufschlag ihrer künstlich-langbewimperten Augen.

E r (unschuldig-gespielt)...:
»Das wollt ihr doch, ihr Frauen... wollt es doch s o!«

Das war mir keinen Widerspruch wert. Trotz allem...: Wenigstens ist er ehrlich... bekennt sich a u c h n o c h zu seiner affektierten Selbstbeweihräucherung, versteckt sie nicht, was schlimmer wäre... hinter der Palette des üblichen geläuterten Charmes.

Diese Szene drängt sich mir wieder auf, jetzt, da die Ruhe mich so sehr gefangennimmt... Da vernehme ich Schritte auf der Treppe. Schritte..., die sich langsam der Wohnungstür nähern...

»G e r o! Liebster G e r o!«
Ich öffne.
Freudig... erregt.

Elsa.
Es ist Elsa.

»D u...?« Ich bin erstaunt... muß betreten aussehen. Ich dachte an einen A b e n d der L i e b e.

»Ja,« sagt sie schlicht: ...»I c h.«

»Komm doch rein!« fordere ich sie auf...: »komm schon...!«
Ich will sie zu mir bitten, in einen Sessel drücken..
Sie l ä ß t es nicht z u.

Stattdessen flüstert sie, immer noch im Türrahmen stehend, etwas Undeutliches, etwas, das ich zunächst nicht verstehen kann. Es klingt nach..:
‚I c h h a b e d e n W e g g e f u n d e n'...!

Auch gewinne ich bei näherem Betrachten ihres Gesichts den Eindruck, als sähe es mich nicht wirklich an, ihr Blick schaut gleichsam durch mich hindurch...: v e r w i r r t, und doch...: a p a t h i s c h bei all der Verwirrtheit.

Jetzt höre ich es deutlich...:
»Ich habe ihn gefunden, V e r a...!
E i n   g u t e r   W e g...!«
Und dann, plötzlich drängend, als gäbe es etwas loszuwerden...: »Hörst Du, V e r a...!
Es gibt k e i n e n   D s c h u n g e l   m e h r!
Ich kann jetzt h i n d u r c h...!«

Ihre Stimme ist dabei lauter geworden, der Mund findet ein Lachen, ein irres, wie mir scheint... fortzufahren...:
»Auch D u   n i c h t!
K e i n e r wird ihn mehr betreten!«

Und es lockt der kleine Finger, erinnert an eine Hexe aus dem Märchenbuch. Das Haar, das rote, lodert auf den Schultern, züngelt, brennt...
        geifernde Flamme.
Sie wirft es mit einer stolzen Bewegung nach hinten, bis es ihren Rücken völlig erfaßt.
Ihr Körper stählt sich,
ihr Atem geht
schneller.

S c h ö n sieht sie aus...

                    s c h ö n...!

Feurige Göttin: Marmor und Lava.

Als ich sie packe, bei den Schultern packe, als ich
sie schüttele, schüttele, grob schüttele... grob und
immer grober... weil mich eine Ahnung befällt,
eine leise zuerst... dann deutlich und immer deutlicher werdend: eine grausame Ahnung...

kommt es aus ihr leise, rauh, aber triumphierend...:

»Der D s c h u n g e l, Vera,

            i s t v o l l B l u t !

                  D e r T i g e r i s t t o t !

Ich habe ihn erschossen.«

»Das ist mir wirklich zu billig! Mich auf diese Art und Weise loszuwerden!« nörgelt e r.

»Du kennst doch die Maxime: ‚How to dramize it?' Bei jedem Bühnenstück, jeder geläufigen Prosa, jeder auch noch so einfachen Abhandlung sollte sie zur Anwendung kommen! Natürlich hätte mein Roman Dein Leben auch unspektakulärer beenden können!«

...

Gero, sag', bist Du das w i r k l i c h...
oder t r ä u m e ich...?
Du hältst Elsa am Arm, als sei nichts geschehen?!
S i e lächelt aus einem zinnoberroten Lippenstift...
*   U n v e r z e i h l i c h...!*
Die Farbe schlägt sich mit ihrem Haar.
...Judith mit dem Haupt des Holofernes...

...G e r o!... seufze ich.

Als Antwort wirft er mir zu:

Die meisten glauben, das Leben sei der einzige
Schlüssel, dabei hält der Tod viel mehr für sie be-
reit. Unsere Ängste sind, was ihn anbelangt, wie
Du siehst, unbegründet. Wir können uns ruhig fal-
lenlassen, ihm entgegenzugehen.

Übrigens, V e r a ...
weiß ich einen Titel für Dein Buch:

G e r o o d e r d e r l e i c h t e S o m m e r ...!

Wie Deine Stimme sich dabei anfühlt...: so dunkel
und weich wie das Gurren der Tauben... s i e sich
zärtlich über mich ergießt... hüllt mich e i n in
warme Tücher, warme Milch...

Weiter sagst Du: Im Winter wollt' ich, ich wäre
eine Schneeflocke, um auf Deinen Lippen zu zerlaufen, über Deine Wangen abwärts zu rinnen, daß
Du daraus trinken könntest...
   Eine Zungenspitze meinetwegen
              voll kalter Wenigkeit...!

Das wärst nicht D u!
widerspreche ich: Was D i r gliche...

         Ein Mantel voll Sonnenglück:

      warm und weich!

              ...